Ingrid Darmann-Finck, Angela Boonen (Hrsg.)

Problemorientiertes Lernen auf dem Prüfstand

Ingrid Darmann-Finck · Angela Boonen (Hrsg.)

Problemorientiertes Lernen auf dem Prüfstand

Erfahrungen und Ergebnisse aus Modellprojekten

schlütersche

Bibliografische Information der Deutschen Nationalbibliothek
Die Deutsche Nationalbibliothek verzeichnet diese Publikation in der Deutschen Nationalbibliografie; detaillierte bibliografische Daten sind im Internet über http://dnb.ddb.de abrufbar.

ISBN 978-3-89993-201-0

Die Herausgeber
Professor Dr. Ingrid Darmann-Finck ist Professorin für Pflegewissenschaft an der Universität Bremen. Angela Boonen, Master of Medical Education, ist Leiterin der Weiterbildung Anästhesie- und Intensivpflege am Universitätsklinikum Hamburg-Eppendorf.

Zu den »Bremer Schriften«:
Die »Bremer Schriften« verbinden eine Reihe von Publikationen aus den Arbeitsschwerpunkten des Instituts für Public Health und Pflegewissenschaft (ipp) an der Universität Bremen.

Satz: PER Medien+Marketing GmH, Braunschweig
Druck: Druck Thiebes GmbH, Hagen

Inhalt

Einleitung

Ingrid Darmann-Finck, Angela Boonen

Mit dem Lernen anhand von authentischen und aus der Lebenswelt der Lernenden stammenden Problemstellungen sowie dem hohen Maß an Selbststeuerung durch die Lernenden werden beim Problemorientierten Lernen (POL) zwei pädagogische Prinzipien eingelöst, die schon von der Reformpädagogik Anfang des 19. Jahrhunderts gefordert wurden. Zur theoretischen Fundierung des POL können unterschiedliche Ansätze herangezogen werden, wobei die Methode in den letzten Jahren insbesondere durch den Konstruktivismus Aufwind bekommen hat.

Bereits Ende der 1960er-Jahre wurde das Problemorientierte Lernen an der Universität in Hamilton/Kanada in der Medizinerausbildung etabliert. Seitdem beziehen es immer mehr medizinische Fakultäten in ihre Curricula ein. In den Niederlanden und der Schweiz hat das POL Mitte der 1990er-Jahre auch in die Pflegeausbildung Einzug gehalten.

Mit dem Einsatz des POL werden vielfältigste Ziele verfolgt, wie die Aktivierung des Vorwissens, die Förderung der Problemlösungsfähigkeit, der klinischen Entscheidungsfindung, des Anwendungswissens, des selbstgesteuerten Lernens, der Eigenmotivation und der interpersonalen Fähigkeiten. Anfangs wurde das Konzept zum Teil sehr unkritisch und ohne Beachtung der dafür erforderlichen Zeit- und Geldressourcen in die Curricula integriert. Zu Beginn des zweiten Jahrtausends kam jedoch eine Diskussion über die Effektivität und Wirksamkeit des POL auf, der Ruf nach Wirksamkeitsstudien wurde größer und die Euphorie wich einer realistischeren Einschätzung der mit dem POL verbundenen Chancen.

Die Verwendung des POL als Lehr-/Lernform in der Pflegeaus- und -weiterbildung ist theoretisch gut begründbar. Ob die intendierten Effekte auch tatsächlich eintreten und welche praktischen Schwierigkeiten mit der Umsetzung des Konzepts verbunden sind, lässt sich dagegen nur empirisch feststellen. In diesem Buch werden daher Ergebnisse aus zwei Modellprojekten, in denen das POL erprobt wurde, publiziert. Beim Projekt »Neue Lehr-/Lernformen in der Fachweiterbildung Anästhesie- und Intensivpflege« an der Bildungsakademie des Universitätsklinikums Hamburg-Eppendorf (UKE) wurde das POL im Rahmen der Weiterbildung Anästhesie- und Intensivpflege eingesetzt. Im zweiten Projekt wurde das POL in der Ausbildung von Gesundheits- und Krankenpflegern an der Bremer Krankenpflegeschule der freigemeinnützigen Krankenhäuser e.V. (BKS) implementiert. Beide Projekte wurden von der Robert-Bosch-Stiftung finanziell unterstützt. Die Herausgeberinnen waren an diesen Projekten als Projektleitung (Angela Boonen am UKE) bzw. als Leitung der wissenschaftlichen Evaluation (Ingrid Darmann-Finck am UKE und an der BKS) beteiligt. Der Titel »POL auf dem Prüfstand« signalisiert, dass es in den

Projekten nicht darum ging, die zuvor angenommenen positiven Wirkungen nur zu bestätigen, sondern sie zu überprüfen.

Resümierend gelangen die Herausgeberinnen zu der Erkenntnis, dass das POL keine Allheilmethode für Professionalisierungsdefizite der Pflegenden sein kann, jedoch eine sinnvolle Ergänzung des Methodenrepertoires darstellt. Lehrergesteuerte und stärker durch die Lernenden gesteuerte Lehr-/Lernformen sollten nicht als Alternativen, sondern als sich wechselseitig ergänzend betrachtet werden. Dies entspricht auch dem Stand der aktuellen Lehr-/Lernforschung. Damit das POL seine zweifelsohne vorhandenen Lernpotenziale entfalten kann, sind eine Reihe von Schwierigkeiten bei der Durchführung des POL zu bewältigen. Mit dem vorliegenden Buch möchten die Herausgeberinnen sowohl eine realistische Sichtweise auf das POL anregen als auch Hilfestellungen für Lehrende geben, die das POL an ihrer Schule einführen möchten. Dabei wird stets versucht, die Empfehlungen an die Erfahrungen aus den Modellprojekten rückzukoppeln. Das Buch wendet sich damit an Lehrende an Berufsfachschulen und Hochschulen, aber auch an Studierende, die sich für Lehr-Lern- und Unterrichtsforschung interessieren.

Das Buch beginnt mit einer Einführung in das POL durch Renate Schwarz-Govaers, die sich in Deutschland und der Schweiz als Expertin für das POL einen Namen gemacht hat. Mit ihrem Beitrag »Problemorientiertes Lernen (POL) und Subjektive Theorien (ST) – was hat das eine mit dem anderen zu tun?« kennzeichnet sie das POL vor allem als eine Methode, die geeignet ist, subjektive Theorien der Lernenden zu verändern, und verdeutlicht die Parallelen zwischen dem POL und dem Prozess des Um- und Neulernens im Konzept der Subjektiven Theorien.

In dem Beitrag von Katrin Rohde »Problemorientierte Vermittlung von Pflegewissenschaft – Wege zum Evidence-based Nursing« wird das POL als Methode zur Aneignung der für eine evidenzbasierte Pflegepraxis erforderlichen Fähigkeiten vorgeschlagen. Sie liefert eine Fülle von Anregungen für die Gestaltung des vom Krankenpflegegesetz vorgesehenen Themenbereichs 6 »Pflegehandeln an pflegewissenschaftlichen Erkenntnissen ausrichten«.

Nach diesen beiden die Potenziale des POL betonenden Beiträgen folgt ein eher kritischer Blick auf das POL durch den Artikel von Ingrid Darmann-Finck »Zur Wirksamkeit und zu den Wirkhintergründen des Problemorientierten Lernens in der Pflegeaus-, -fort- und -weiterbildung«. Sie referiert zum einen die Ergebnisse von Wirksamkeitsstudien zum POL vornehmlich aus dem angloamerikanischen Raum, die bislang in Deutschland kaum zur Kenntnis genommen wurden. Zum anderen unterbreitet sie Vorschläge für die Verbesserung der bisherigen Studiendesigns nach dem empirisch-analytischen Modell. Abschließend werden die Möglichkeiten der interpretativen Unterrichtsforschung am Beispiel der Forschung zu den Wirkhintergründen des POL veranschaulicht.

In ihrem Beitrag »Problemorientiertes Lernen – Transfer durch die Erweiterung von Situationsdeutungen« hebt Ingrid Darmann-Finck hervor, dass bei der Konstruktion von Fallbeispielen bildungstheoretische Gesichtspunkte berücksichtigt werden müssen, wenn die Lernenden sich nicht nur Regelwissen, sondern auch die Fähigkeiten zur Deutung und Reflexion von Pflegesituationen aneignen sollen.

In den beiden Beiträgen von Ingrid Darmann-Finck und Sabine Muths »Rezeption und Beurteilung des POL durch die Lernenden« und Ingrid Darmann-Finck »Was müssen Tutoren können? Zur Professionalität von Tutoren« werden anhand von empirischen Ergebnissen aus den Modellprojekten Schlussfolgerungen für die Umsetzung des POL erarbeitet. Dabei prüfen die Autorinnen die Thesen, dass das POL bei den Lernenden zu einer höheren Lernmotivation führt als andere Lehr-/Lernformen und dass Tutoren in erster Linie pädagogisch kompetent sein müssen.

Verschiedene Möglichkeiten, das POL in die Curricula zu integrieren, werden in dem Beitrag »Curriculare Einbindung des Problemorientierten Lernens« vorgestellt. Exemplarisch beschreiben Renate Schwarz-Govaers (Rotkreuzschule bzw. Careum Zürich/Schweiz), Anja Walter (Christlicher Verbund für gesundheits- und sozialpflegerische Bildungsarbeit e.V. Berlin), Angela Boonen (Bildungsakademie des Universitätsklinikums Hamburg-Eppendorf) und Sabine Muths, Jens Oestreich und Barbara Venhaus-Schreiber (Bremer Krankenpflegeschule) die Konzeptionen einzelner Bildungseinrichtungen. Diese werden von Ingrid Darmann-Finck beispielsweise hinsichtlich des Stellenwerts, der dem POL jeweils beigemessen wird, und der curricularen Funktion des POL zusammengefasst und diskutiert.

Mit dem Beitrag von Angela Boonen »Kompetenzbasierte Prüfungen im Rahmen eines POL-Curriculums« schließt das Buch. Sie argumentiert, dass anhand von Prüfungen eine Steuerung des Curriculums erfolgt. Daher sollten Prüfungen eine ähnliche methodische Struktur aufweisen wie der Unterricht. Am Beispiel von fallbasierten schriftlichen Prüfungen erläutert sie die Vorgehensweise bei der Erstellung von Prüfungen und geht in diesem Rahmen sowohl auf Aspekte der Fallkonstruktion als auch auf die Entwicklung von Fragen ein, die auf unterschiedliche Kompetenzen zielen.

Abschließend möchten wir allen Autorinnen für ihren langen Atem danken. Unser Dank gilt außerdem Dr. Patrizia Tolle für die redaktionelle Überarbeitung einiger Beiträge und der Lektorin Claudia Flöer für die unterstützenden Anregungen und Ermutigungen.

Wir hoffen, dass wir Ihnen, den Leserinnen und Lesern, hilfreiche und weiterführende Impulse geben können!

Bremen, Hamburg, im Februar 2008

Ingrid Darmann-Finck
Angela Boonen

1 Problemorientiertes Lernen (POL) und Subjektive Theorien (ST) – was hat das eine mit dem anderen zu tun?

Renate Schwarz-Govaers

Das Problemorientierte Lernen (POL) kann Subjektive Theorien (ST) verändern. Im Folgenden möchte ich diese Annahme entfalten, indem ich zunächst wichtige Aspekte des Problemorientierten Lernens anhand von Kernaussagen erläutere. Daran schließt sich eine Darstellung des Konzeptes der Subjektiven Theorien nach *Wahl* (z.B. 1991) an. Abschließend werde ich skizzieren, wie das Problemorientierte Lernen Einfluss auf subjektive Theorien nehmen kann, d.h. mich der Frage annähern, »was hat das eine mit dem anderen zu tun?«

1.1 Einführung in das Problemorientierte Lernen (POL)

Das Problemorientierte Lernen (POL) stellt eine Lehr- und Lernmethode, aber zugleich eine Unterrichtsphilosophie dar.

Was ist der Unterschied zwischen einer Lehr-/Lernmethode und einer Unterrichtsphilosophie? Ich gehe davon aus, dass hinter allen Lehr-/Lernmethoden eine Philosophie, also eine bestimmte Haltung, ein Verständnis von Lehren und Lernen steht. Aus vielen Erfahrungen mit dem POL weiß ich, dass das POL nicht funktioniert, wenn es nur als eine neue oder andere Lehr-/Lern-Methode eingesetzt wird. Es braucht wirklich ein völlig anderes Verständnis vom Lehrer-Sein und auch davon, wie Auszubildende lernen.

Bisher bereiteten wir als Lehrende den Unterrichtsstoff sorgfältig vor, sammelten Material zu einem Thema, lasen Bücher und machten aus dem Gesammelten eine wunderbare Zusammenfassung, die wir möglichst noch in übersichtlichen Schemata auf Folien visualisierten. Dies präsentierten wir den Lernenden und ließen sie dann noch in Gruppen ein Beispiel als Problem erarbeiten, was auch als problemorientiert bezeichnet werden kann.

Die Lehrenden präsentieren den Lernenden nicht mehr den fertig vorbereiteten Unterrichtsstoff, sondern begleiten diese in ihrem Lernprozess.

Diese Kernaussage verdeutlicht das neue Verständnis, die Unterrichtsphilosophie des problemorientierten Lernens. Lehrende entwickeln Lernaufgaben, die eine Fragestellung oder ein Problem beinhalten, die bzw. das es zu bearbeiten gilt. Die Lernaufgaben müssen an das Vorwissen der Lernenden anschließen und gleichzeitig genügend unbekannte Elemente enthalten, die durch die Aufgabe bearbeitet werden sollen und Lernziele erreichbar machen. Die Lehrpersonen lösen die Aufgaben nicht, sondern regen die Lernenden durch Fragen zum Nachdenken und zum Suchprozess an.

Der Lernprozess beginnt beim Problemorientierten bzw. Problembasierten Lernen (PBL) mit einer Problemstellung oder einer Situationsbeschreibung, also *bevor* sich die Lernenden mit dem betreffenden Unterrichtsstoff auseinandergesetzt haben.

Nach dem POL-Ansatz, wie wir ihn verstehen, erhalten die Lernenden zum Einstieg in ein Thema ein Problem, das sie dann mithilfe von Literatur selbst erarbeiten. Sie fassen wichtige Texte zusammen, entwerfen Schemata und diskutieren die Ergebnisse mit anderen Lernenden einer Gruppe. Wir nennen diesen Ansatz deshalb auch Problembasiertes Lernen (PBL).1 Damit trauen wir den Lernenden zu, dass sie sich den Lernstoff selbst erarbeiten und dabei den gleichen Lerngewinn erfahren, wie wir ihn vormals als Lehrende hatten.

Bei vielen löst das Wort »Problem« ein Problem aus. Wir sollten, so heißt es, daher lieber von »Ressourcen« in der Pflege reden. Doch wenn wir statt einem Problem darin – wie im Englischen »the problem« – eine Fragestellung, eine Herausforderung (»challenge«), eine Verwunderung verstehen, können wir mit dem Wort auch anders umgehen. Wir starten den Lernprozess mit einer problem- oder fragehaltigen Lernaufgabe. Dabei kann es sich um eine Pflegesituation aus dem Berufsalltag handeln, um einen Text, ein Bild oder eine Anzeige, die bei uns selbst etwas auslösen. Beispielhaft hieße das: »Etwas daran kommt mir bekannt vor.« – »Habe ich schon gehört, aber einiges ist mir neu.« – »Weiß ich nicht genau.« – »Da wüsste ich überhaupt nicht, was ich tun sollte.« – »Würde ich nicht so machen!« – »Würde ich lieber nicht auf Station antreffen.« – »Entspricht überhaupt nicht meiner Meinung.« – »Finde ich interessant und möchte ich genauer wissen.« Oder es ist überhaupt »Das Letzte!«.

Bei solchen Lernaufgaben tauchen gespeicherte Bilder oder Situationen aus dem Gedächtnis auf, die einen sogenannten »kognitiven Konflikt« auslösen. Es kommt zu einem »Kurzschluss« oder einem Stopp bzw. einer Veränderung unserer Nervenströme im Gehirn. Dabei spielen immer auch Gefühle und Empfindungen eine Rolle, die zum Teil auch »kognitiv« wahrgenommen werden.

---

1 Die Begriffe Problemorientiertes und Problembasiertes Lernen werden in diesem Beitrag synonym verwendet.

Die Lernenden erarbeiten das für eine Problemstellung erforderliche Wissen selbstständig in einer Arbeitsgruppe. Sie bedienen sich dabei der Methode des sogenannten »Siebensprungs«.

Zweifel oder Verwunderungen bzw. Gefühle und Empfindungen, wie sie oben angeführt wurden, lösen Fragen zu einer Situation oder Problemstellung aus. Diese Fragen werden in einer Gruppe, am besten schriftlich, gesammelt. Diese Gruppe, die optimalerweise aus acht bis zwölf Teilnehmern besteht, überlegt sich zunächst, welche Antworten, Vorstellungen oder Vermutungen sie selbst zu diesen Fragen hat, bevor sie sich an mögliche Texte zur Bearbeitung der Frage macht. Bildlich gesprochen aktivieren die einzelnen Teilnehmer einer Gruppe verschiedene Schubladen in ihren Gehirnen. Sie schauen jeweils, welche sie am ehesten für diese Fragen öffnen können und welches Wissen in diesen gespeichert ist. Sie tauschen dieses Wissen untereinander aus, stellen sich gegenseitig Fragen, die dann vielleicht noch weitere Schubladen öffnen oder die offenen noch mehr »durchforsten« helfen.

Jetzt hat die Gruppe eine Menge an eigenen Bildern, also Antworten oder Vermutungen, gesammelt und weiß jedoch noch nicht, ob diese stimmen, was noch fehlt und wie die Zusammenhänge aussehen könnten. Sie formulieren nun (Lern-)Fragen, um diese Vermutungen bzw. vorläufigen Antworten überprüfen zu können. Die Lernenden setzen sich vor den PC, nehmen die angegebenen Bücher in die Hand, suchen die kopierten oder recherchierten Artikel aus Fachzeitschriften zusammen und überlegen sich ein Vorgehen, wie und wo sie am besten auf Antworten zu ihren Lernfragen stoßen. Dies erfolgt zumeist in Einzelarbeit, sei es zu Hause oder in einer Bibliothek, möglichst mit PC und Internetanschluss. Es können sich aber auch Tandems bzw. Lernpartnerschaften bilden, die das gefundene Wissen austauschen, gemeinsam zusammenfassen und vielleicht sogar ein Strukturbild für die Gruppe herstellen. Die Intensität des Selbststudiums hängt natürlich mit der Komplexität der Lernaufgabe, den Lernzielen bzw. den Lernfragen zusammen. Die Zeit dafür muss dann auch entsprechend festgelegt sein. Sie kann zwischen zwei und acht Stunden betragen. Zu einem festgelegten Zeitpunkt trifft sich die Gruppe wieder und diskutiert die erarbeiteten Lernergebnisse. Wichtig dabei ist, dass alle ihre Funde zur Diskussion stellen, die Ergebnisse miteinander vergleichen und Unklarheiten beseitigen. Offen gebliebene Fragestellungen müssen zu einem späteren Zeitpunkt oder als Zusatzleistung bearbeitet werden.

Das Ganze spielt sich in drei Phasen (dem »triple jump«) nach den kanadischen Begründern des POL (vgl. z.B. *Barrows et al.* 1980 an der McMaster Universität in Hamilton) oder dem »Siebensprung« (nach dem niederländischen Konzept der Universität Maastricht, vgl. z.B. *Schmidt* 1983) ab. Die sieben Schritte sehen folgendermaßen aus:

Tabelle 1: Der Siebensprung beim Problemorientierten Lernen

Schritt 1	Kläre undeutliche Begriffe in der Gruppe!
Schritt 2	Definiere das Problem / die zentrale(n) Fragestellung(en!)
Schritt 3	Analysiere das Problem / Kläre das Vorwissen!
Schritt 4	Bearbeite und ordne die Standpunkte aus Schritt 3!
Schritt 5	Formuliere Lernfragen / Lernziele!
Schritt 6	Sammle zusätzliche Informationen außerhalb der Gruppe!
Schritt 7	Fasse Informationen zusammen und überprüfe die Ergebnisse und Folgerungen in der Gruppe!

Soll das selbstkonstruierte Wissen auch im Berufsalltag zum Tragen kommen, sind alle Schritte des Siebensprungs erforderlich. Denn nur, wenn sich das eigene Vorwissen und die eigenen Bilder im Kopf bewusst gemacht werden, können diese korrigiert bzw. mit dem neuen Wissen verknüpft werden.

Die Lernenden werden immer wieder die Frage stellen – vor allem, wenn die Lehrenden als Tutoren selbst nicht voll vom Ablauf des Siebensprungs überzeugt sind –, ob man nicht gleich von Schritt 2, den zentralen Fragestellungen zur Situation als Lernfragen, zum Schritt 6 gehen könne. Dies kann in ganz seltenen Fällen, z. B. bei ganz neuem Stoff (als Studiumsaufgabe), zutreffen. Doch zumeist bringt man sich um den wichtigen, aber unbequemen Weg der Selbstreflexion: Was habe ich zu dieser Frage schon gehört, welche Bilder habe ich im Kopf, welche Phantasien, Vermutungen, Antworten habe ich selbst dazu parat?

Nun könnte es vermeintlich genügen, dass jeder Lernende für sich diese Überlegungen anstellt und Lernfragen entwickelt. Wir wissen aber, dass wir uns unsere eigenen Vorstellungen nicht gern bewusst machen und noch weniger gern korrigieren. Dies gelingt eher in der Gruppe: Wenn jemand anfängt, dann öffnen sich bei mir vielleicht auch noch einige Schubladen. Aber damit diese nicht ganz schnell wieder zuschlagen, werden alle Beiträge notiert – an der Tafel oder am Flipchart (bei schwierigen Themen kann man diese auch erst einmal selbst auf Zettel oder Karten schreiben lassen und aufhängen). Dann können diese Beiträge diskutiert, deren Herkunft hinterfragt und Verknüpfungen hergestellt werden. Es wird erst diskutiert, wenn alle Teilnehmer der Gruppe ihre Beiträge eingebracht haben. Deshalb findet der Schritt 3 am besten im Brainstorming statt.

Durch die Bearbeitung der Beiträge im Schritt 4 erfahren die Gruppenteilnehmer, wie die Einzelnen zu ihren Assoziationen bzw. Antworten kamen, wo sie diese herhaben und wieso sie denken, dass dies eine mögliche Antwort sein könnte. Teilnehmer, die ähnliche oder gegenteilige Gedankengänge entwickelt haben, bringen ihre

Erläuterungen ebenfalls vor. Die Gruppe versucht nun, das Diskutierte in Hauptaussagen (ob richtig oder falsch) zusammenzufassen. Zusammenhänge zwischen den einzelnen Aussagen können auch in Form von Strukturbildern (Netzwerken, Mindmaps) dargestellt werden.

Im Schritt 5 werden also nicht mehr die zentralen Fragestellungen aus Schritt 2 wiedergegeben, sondern die jetzt zu klärenden Fragen, welche die aufgestellten Behauptungen bestätigen oder widerlegen könnten. Wir haben es hier also mit einem Problemlösungsprozess zu tun, der uns auch im Berufsalltag in vielen Situationen weiterhilft. Dies ist besonders bedeutsam bei Berufen (wie zum Beispiel dem Pflegeberuf oder auch dem Lehrberuf), zu denen schon vor Beginn der Ausbildung eigene »subjektive Theorien« entwickelt und in der Praxis oft andere »Theorien« erfahren wurden.

1.2 Das Konzept der »Subjektiven Theorien« (ST) nach Wahl

Gehen wir davon aus, dass sich das vorhandene Wissen (die Bilder im Kopf) zu einer Situation/einem Thema nicht bewusst gemacht und damit auch nicht korrigiert wird, dann speichern wir das neu Gelernte einfach in neuen Schubladen im Gehirn. Das ist hilfreich, wenn es darum geht, gute Noten in der Prüfung zu erreichen. Denn dann muss ich nur eine bestimmte Schublade öffnen, das Wissen herausholen und wiedergeben – eine gute Note ist mir sicher. Nun ist es aber beim Pflegeberuf, ähnlich wie beim Lehrberuf so, dass wir von Geburt an, spätestens aber ab der Schulzeit lernen, was Pflegen oder Lehren bedeutet. Wir haben also eine Unmenge von Schubladen, oder fachlich ausgedrückt »komplexe Schemata«, im Gehirn ausgebildet und durch vielfältige Wiederholungen in ein enges Netzwerk eingebettet. Wir können dies auch »verdichtet« nennen. Diese Schemata oder »Bilder im Kopf« enthalten sogenannte Theorien, die unser Handeln bestimmen, obwohl wir sie uns gar nicht (mehr) bewusst machen. Diese eigenen oder »subjektiven Theorien« können als Theorien bezeichnet werden, weil sie wie wissenschaftliche oder sogenannte »objektive« Theorien (OT) der Erklärung, Vorhersage und Handhabung (Deskription, Prognose und Technologie) unseres Seins dienen.

Lernen wir neue Theorien, ohne uns die eigenen, dazu passenden, bewusst zu machen, ist die Wahrscheinlichkeit groß, dass im Berufsalltag die eigenen (subjektiven) Theorien zum Vorschein kommen und nicht die neu gelernten. Warum ist das so? Dieser Frage möchte ich wiederum anhand von gewissen Kernaussagen nachgehen.

Subjektive Theorien (ST) bestimmen das Handeln.

ST sind durch Wiederholungen so stark verinnerlicht, dass sie uns nicht mehr bewusst sind, also nicht explizit zur Verfügung stehen. Sie bestimmen trotzdem als implizites Wissen unser Handeln. Im Gegensatz dazu sind uns die sogenannten »objektiven« oder wissenschaftlichen Theorien, die wir im Studium oder in der Ausbildung lernen, sehr wohl bewusst. Wir speichern sie in neuen Schubladen im Gehirn, je nach Fach oder Zusammenhang, in dem wir sie erlernen. In der Prüfung, Lehrprobe oder Praxisanleitung wird mit diesem Wissen geglänzt, doch wird es im Berufsalltag häufig nicht umgesetzt. Hier kommen die unkorrigierten (»alten«) Theorien zum Tragen, weil sie sich in vielfältigen Situationen bewährt haben. Die erst kurz zuvor gelernten, wenig gefestigten (»neuen«) Theorien unterliegen diesen dabei häufig (*Wahl* 2001).

Nun werden wir nicht nur in der Berufsausbildung durch die subjektiven und »objektiven« Theorien beeinflusst, sondern auch in der Berufspraxis selbst werden Regeln und Konzepte entwickelt, die durch intersubjektive Einigung entstehen, und die ohne Hinterfragen oder Überprüfen weitergegeben werden. Modellbildung durch nonverbales Verhalten kann dabei sogar noch stärker wirken als Merksätze. Stimmen die Praxisregeln weitgehend mit den »objektiven« Theorien überein, werden sie vermutlich mit diesen verknüpft und im Handeln umgesetzt. Entsprechen sie eher den eigenen »subjektiven« Theorien, werden sie unhinterfragt übernommen. Doch manchmal stehen auch ST oder OT mit den sogenannten Praxistheorien (PT) im Widerstreit und gelangen dadurch ins Bewusstsein. Sie sind dann einer Korrektur und Erweiterung durch wissenschaftliche Theorien zugänglich.

Ein Beispiel aus meiner Forschungsarbeit (*Schwarz-Govaers* 2005b) mag dies verdeutlichen: Die »AnfängerInnen« in der Pflegeausbildung hatten schon ein erstes Verständnis des Pflegemodells von *Roper et al.* erhalten und als ein Ziel der Pflege »die größtmögliche Unabhängigkeit von PatientInnen zu erlangen« gelernt. Eine Schülerin wird bei der Körperpflege, nachdem sie einem betagten Patienten den Waschlappen/das Waschtuch reicht, um den Oberkörper vorne zu waschen, mit dem Satz konfrontiert: »mach du das, das geht doch viel schneller« (PT). Sie sollte ihn aber eigentlich in seiner Unabhängigkeit fördern (OT), möchte ihm aber auch gerne »helfen« (ST). Eine »Fortgeschrittene Anfängerin« (kurz vor dem Examen) hilft einer Patienten nach der Morgentoilette schnell beim Anziehen, weil im Flur schon das Frühstück verteilt wird (PT), obwohl sie es der Patientin eigentlich lieber selbst überlassen und sie in deren »Selbstpflegekompetenz« nach *Orem* fördern (OT) sollte, da die Patientin bald entlassen würde.

Subjektive Theorien sind nur schwer veränderbar.

In den Subjektiven Theorien spiegeln sich vielfältige Situations- und Handlungsmuster, die häufig durch jahrelange Erfahrung – speziell im Pflege- und Lehrberuf – immer stärker komprimiert wurden. Die sogenannten verdichteten Subjektiven Theorien entziehen sich meist der Bewusstseinskontrolle, bestimmen jedoch unser Handeln. Wollen wir sie verändern, müssen wir sie uns zunächst bewusst machen und mit neuen Theorien verknüpfen. Soll erlerntes, explizites Wissen nicht isoliert gespeichert werden und damit nutzlos (»träge« nach *Renkl* 1996) für das Handeln bleiben, muss es mit den verdichteten Subjektiven Theorien verknüpft werden. Handelt es sich um Berufe, zu denen durch die eigene Lebensgeschichte schon intensive Vorerfahrungen bestehen, muss ein weiterer Aspekt beachtet werden: Wie die Lehramtsstudierenden bringen auch die Pflegenden unhinterfragte eigene Theorien aus ihrer Kindheit in die Ausbildung mit ein. Diese bleiben währenddessen häufig unkorrigiert bestehen. Im Berufsalltag, also bei »Handeln unter Druck« (*Wahl* 1991) kommen diese Theorien zum Tragen, obwohl andere gelernt wurden.

Z.B. wurden im Lehramtsstudium verschiedene Verhaltensweisen als Reaktion auf Zwischenrufe von Schülern gelernt. Im Unterricht kommen dann u. U. trotzdem Reaktionen zum Zug wie »Halt den Mund!«, die aus der eigenen Schulzeit von den Lehrern bekannt sind (zu Unterrichtsstörungen vgl. *Girke* 1999, *Wahl et al.* 1983, *Wahl* 1991).

Ein typisches Verhalten im pflegerischen Alltag ist immer noch zu beobachten, wenn Patienten über Schmerzen klagen: Auch wenn in jeder Schule ausgiebig über Schmerzkonzepte geredet wurde, kann es Schülern dennoch passieren, dass sie Patienten mit Kommentaren abspeisen wie »Sie haben doch erst etwas bekommen!«, »Das kann doch nicht so schlimm sein!« oder sogar »Jetzt reißen Sie sich doch ein bisschen zusammen!«. Dabei klingt aus der Kindheit noch in den Ohren: »Sei doch nicht so wehleidig!«

Subjektive Theorien müssen bewusst gemacht, verändert und wieder verdichtet werden.

Dies gelingt nur, wenn sie nach einem Bewusstmachungsprozess »außer Kraft« gesetzt werden und durch einen (Um-)Lernprozess anhand von neuem Wissen eine veränderte Gestalt erhalten. Dieser Umlernprozess bedarf der sorgfältigen Begleitung. Erst durch vielfältige Wiederholungen sind die Subjektiven Theorien soweit verdichtet, dass sie im Alltag wieder zur Handlungssteuerung herangezogen werden (vgl. *Wahl* 1995).

Als Konsequenz gilt, dass wir uns diese – unser Handeln bestimmenden – Konzepte bewusst machen müssen, **bevor** wir die Lernenden mit neuen Konzepten konfrontieren. Lernen sie zuerst die neuen Theorien, erscheinen diese meist einleuchtend genug, sodass die vorhandenen (»alten«) Theorien vergessen bzw. verdrängt werden. Das neu zu erlernende Wissen wird dann isoliert in neuen Schubladen im Gehirn abgespeichert und nicht mit dem vorhandenen Wissen verbunden. Es entsteht »träges Wissen« (*Renkl* 1996), das in Prüfungen isoliert abgefragt werden kann. Trägem Wissen wird vorgebeugt, wenn neue Theorien situationsbezogen selbst erarbeitet und möglichst in Gruppen kommunikativ validiert werden. Sie bestimmen das Handeln, wenn sie nicht mit unkorrigierten Alltagstheorien kollidieren. Denn unter

Druck kommen diejenigen Handlungsweisen zum Tragen, die in vielen Situationen erfahren wurden und sich bewährt haben.

Um die vorhandenen Erfahrungen außer Kraft zu setzen, bedarf es der Bewusstmachungsprozesse durch Methoden der Reflexion und Konfrontation. Das Um- oder Neulernen von Theorien verlangt die selbstständige Informationsverarbeitung sowie eine aktive Auseinandersetzung damit in Gruppenprozessen und/oder Tandemarbeit. Dieser Prozess reicht noch nicht aus, um sicher zu sein, dass das neue Wissen auch unter Druck im Handeln umgesetzt wird. Es bedarf verschiedener Stützmaßnahmen als »Schutzschilde« gegen das Vergessen (die »Giftpfeile«), wie *Wahl* (1995) schreibt. Erst dann sind die neuen Erfahrungen mit den vorhandenen soweit verknüpft, dass sie mit diesen zusammen auch unter Druck aktualisiert werden und das Handeln bestimmen. *Wahl* (1995:74) nennt diesen Prozess »Außer Kraft setzen – (Um)Lernen – Verdichten«.[2]

a) »**Außer Kraft setzen**« (neu: »Bearbeitbar machen« nach *Wahl* [2000:164])
Das Bewusstmachen der eigenen Theorien fordert jede Person individuell heraus. Durch Konfrontationstechniken wie Perspektivenwechsel, Verbalisation, Reflexion, Szene-Stopp-Reaktion und Feedbackverfahren können Annäherungsversuche an die ST unternommen und vorbewusste Inhalte an die Oberfläche des Bewusstseins gespült werden (*Wahl* 1995:75ff sowie *Wahl* 2000:157). Einen systematischen Zugang zu den ST von handelnden Personen bietet das sequentielle Handlungsmodell von *Wahl* (1991). Es ermöglicht das Bewusstmachen und Außerkraftsetzen von vorgefassten Alltagstheorien. Dazu sollte man sich immer an eine konkret erlebte oder vorgestellte Situation zu einem Thema erinnern. Diese Form lässt sich im schulischen Unterricht wie im Anschluss an praktische Pflegesituationen einsetzen.

b) »**(Um)Lernen**« (neu: »Lösungen suchen«)
Die bewusst gemachten eigenen Vorstellungen und Bilder zu einer Situation oder einem Thema müssen nun in Verbindung mit intersubjektivem Wissen gebracht werden. Das verlangt für die erforderlichen individuellen Problemlösungsstrategien ein mehrphasiges Lernkonzept. Es erlaubt, das eigene Vorwissen oder die ST immer wieder mit neuem Wissen zu verknüpfen, wie dies auch in den verschiedenen gemäßigt konstruktivistischen Ansätzen gefordert wird. Das »Sandwichmodell« nach *Wahl* (2000) schiebt zwischen die kollektive und individuelle Informationsaufnahme und die subjektive Verarbeitung die Transferphasen mit KOPING (»**Ko**mmunikative **P**raxisbewältigung **in G**ruppen«) zum Verdichten des Gelernten. Das Umlernen gelingt nur, wenn immer wieder das neue Wissen gesichert und wie die alten ST verdichtet wird.

2 Ich benütze meist die Begriffe »Bewusstmachen – Verändern – Sichern«, um entweder für Lehrende bei Gewohnten anzusetzen oder den Widerstand für die ungewohnten Begriffe bildhaft zu verringern.

c) »**Verdichten**« (neu: »Neu in Gang setzen«)
Das neu erworbene Wissen ist nicht genügend fest im Gedächtnis verankert. Deshalb ist entscheidend, dass das »explizite« Wissen immer wieder mit dem »impliziten«, subjektiven verknüpft wird, damit es an das alte Bedeutungsnetz angekoppelt werden kann. Das Erproben von realistischem Handeln verlangt konkrete Planungs- und Simulationstechniken und stellt sich als entscheidender Schritt voller Hindernisse dar. Nur durch vielfältiges Wiederholen des neuen expliziten Wissens in unterschiedlichsten Situationen wird dieses so weit komprimiert, dass es wie das »alte« subjektive Wissen auch im Berufsalltag unter Druck abgerufen werden kann. *Wahl* schlägt als soziales Setting das KOPING-Modell vor, das nicht nur für das »Verdichten«, sondern für alle drei Phasen des Lernprozesses dringend notwendig erscheint: als kontinuierliche Begleitung in der Problemerkennungsphase über die Lösungsversuche bis hin zum konkreten Problemlösungshandeln.

Ein mögliches didaktisches Schutzschild zur systematischen Auseinandersetzung mit den Subjektiven Theorien und zum Umlernen und Verdichten von Subjektiven Theorien durch Lerngruppen bietet das Problemorientierte Lernen (POL).

1.3 Veränderung Subjektiver Theorien durch POL

Das 1965 ursprünglich an der McMaster Universität in Hamilton/Kanada entwickelte didaktische Konzept des POL bzw. PBL galt der Medizinerausbildung, die dadurch effektiver, sprich nachhaltig handlungswirksam, gestaltet werden sollte. Die Weiterentwicklung durch die Universität Maastricht in den Niederlanden bezieht sich vor allem auf die Phasen des POL und wurde vielfach für die Gesundheitsberufe übernommen. Im Vergleich zu verschiedenen problemorientierten Ansätzen hat das POL mit dem »Siebensprung« (*Schmidt* 1983) eine strenge Lern- und Bearbeitungsstruktur, die zwingend eingehalten werden sollte. Sie basiert auf dem gleichen Lernverständnis, wie es von anderen konstruktivistischen Ansätzen bekannt ist: Lernen soll konstruktiv, aktiv und sozial, situativ und authentisch gestaltet sein (vgl. z. B. *Gerstenmaier und Mandl* 1995). Durch fächerübergreifende und lernzielbezogene Berufssituationen oder Problemaufgaben soll das eigene Wissen bewusst gemacht, überprüft und erweitert werden.

Die drei Phasen des POL (vgl. *Schwarz-Govaers* 2002, 2003, 2005a, 2005b) lassen sich vor dem Hintergrund des Konzepts der ST (vgl. *Wahl* 1991) als Prozess des Um- und Neulernens mit den Schritten »Bewusstmachen – Verändern – Sichern« interpretieren:

Phase I: Problemanalyse (Bewusstmachen)

Die Phase I findet in einer Lerngruppe von acht bis zwölf Personen statt und wird von einem Tutor begleitet. Sie dauert zwischen 45 und 90 Minuten, je nach Erfahrungshintergrund. Dabei ist zu beachten, dass der Aktualisierung des eigenen Vorwissens und der Hypothesenbildung genügend Zeit eingeräumt wird, bevor die zu bearbeitenden Lernfragen (Lernziele) festgelegt werden.

Zuerst werden undeutliche Termini und Begriffe geklärt, um von einem gemeinsamen Verständnis ausgehen zu können (Schritt 1). Dann werden die zentralen Fragestellungen bzw. das Problem bestimmt, um die Grenzen des Themas abstecken zu können (Schritt 2). Als 3. Schritt soll das Problem aufgrund von Vorwissen im Brainstorming erklärt bzw. analysiert werden, um die eigenen bisherigen Vorstellungen und Erfahrungen bzw. Subjektiven Theorien zu aktivieren und bewusst zu machen. Diese Erklärungen müssen hinterfragt, systematisiert und in Aussagen bzw. Hypothesen zusammengefasst werden, um Zusammenhänge oder Gegensätze aufzuzeigen und Unklarheiten deutlich zu machen (Schritt 4). Im 5. Schritt werden daraus Lernziele oder Lernfragen formuliert, um Hypothesen zu überprüfen und das Wissen festzulegen, das noch fehlt und bearbeitet werden soll.

Phase II: Problembearbeitung (Verändern)

Die Phase II (Schritt 6) spielt sich vorwiegend im Einzelstudium ab; dafür sollten je nach Zielsetzung und Aufgabenkomplexität fünf bis zehn Stunden reserviert werden. Es können sich dabei auch kleine Lerngruppen oder Lerntandems bilden, wie es das KOPING vorsieht (vgl. *Schmidt* 2001). Die Lernenden studieren in einer IT-Studienlandschaft oder bei sich zu Hause. Während dieser Phase kann eine Vorlesung und je nach Bedarf eine Expertenbefragung zum Thema angeboten werden. Die gesammelten und bearbeiteten Informationen tragen dazu bei, die Lernfragen beantworten zu können, eigenen Unklarheiten nachzugehen und neue Erkenntnisse zu gewinnen.

Phase III: Erweitertes Problemverständnis bzw. Problemlösung (Sichern)

In der Phase III (Schritt 7) trifft sich die Lerngruppe wieder, um ihre aufgrund der Lernziele erarbeiteten Ergebnisse auszutauschen, kritisch zu überprüfen und zu sichern. Ein Rückblick auf die ursprüngliche Aufgabenstellung zwingt zur Überprüfung der neuen Erkenntnisse und des veränderten Problembewusstseins (Schritt 7). Zum Schluss wird der Lernprozess beurteilt, um die Lernergebnisse, die Lernorganisation und die Zusammenarbeit in der Gruppe bestätigen oder verbessern zu können (Evaluation von Struktur, Prozess und Ergebnis). Die Phase kann durch Übung oder andere Transferaufgaben vertieft werden.

Transferphase (»Verdichten«, Schritt 8[3])

Anwendungs- und Übungsaufgaben zur Deutungs- und Entscheidungsfähigkeit, zu kommunikativen und manuellen Fertigkeiten können dazu dienen, das neue Wissen

3 Ergänzung *R. Schwarz-Govaers*

zu verdichten und auf vielfältige Situationen anwenden zu können. Dieser Schritt dient der Verknüpfung mit den Trainingsaufgaben im Skillslab (Lernwerkstatt).

Zusammenfassend lässt sich festhalten: Durch POL werden subjektive bzw. Alltagstheorien verändert, womit handlungsrelevantes Wissen erzeugt wird. Dies ermöglicht Handlungskompetenz im fachlichen, sozialen und personalen Bereich.

Ich hoffe, Ihnen eine Vorstellung davon vermittelt zu haben, wie POL gedacht ist und funktioniert und welcher Zusammenhang mit den ST besteht. Entscheidend wird es für Sie als Ausbildende sein, sich im Fragenstellen zu üben und das Antwortensuchen den Lernenden zu überlassen. Dabei ist es wichtig, immer zuerst zu sehen, welches Wissen zu einer Frage oder einem Thema die Lernenden in ihren Köpfen angesammelt haben, bevor diese sich auf Bücher, das Internet oder Sie als Experten stürzen. Für diese Zurückhaltung wünsche ich Ihnen viel Mut und Freude.

Zuletzt noch meine wichtigste didaktische Regel:
»Wer redet, lernt!«
oder: wenn schon reden, dann:
»Fragen statt Antworten!«
und: wenn schon antworten, dann:
»Nur antworten auf Fragen!«

Literatur

Barrows, H. S.; Tamblyn, R. M. (1980): Problem-based Learning. An Approach to Medical Education. Springer, New York.

Gerstenmaier, J.; Mandl, H. (1995): Wissenserwerb unter konstruktivistischer Perspektive. In: Zeitschrift für Pädagogik, 41(6)/95, S. 867–885.

Girke, U. (1999): Subjektive Theorien zu Unterrichtsstörungen in der Berufsschule: ein Vergleich von Lehrern als Lehramtsstudenten und Referendaren sowie Lehrern im ersten Berufsjahr. Peter Lang, Frankfurt/Main.

Renkl, A. (1996): Träges Wissen: Wenn Erlerntes nicht genutzt wird. In: Psychologische Rundschau, 47/96, S. 78–92.

Schmidt, E. M. (2001): Mit Social Support vom Wissen zum Handeln – Die Wirkung »Kommunikativer Praxisbewältigung in Gruppen« (KOPING) auf den Lernprozess von Erwachsenenbildern. Shaker, Aachen.

Schmidt, H. G. (1983): Problem-based learning. Rationale and description. In: Medical Education, 17/83, S. 11–16.

Schwarz-Govaers, R. (2002): Problemorientiertes Lernen in der Pflegeausbildung. In: PrInterNet, 4(2)/02, S. 30–45.

Schwarz-Govaers, R. (2003): Problemorientiertes Lernen – neuer Wein in alten Schläuchen oder eher alter Wein in neuen Schläuchen? In: PrInterNet, 5(1)/03, S. 36–45.

Schwarz-Govaers, R. (2005a): Subjektive Theorien als Basis für Wissen und Handeln. Pflegedidaktische Folgerungen für einen lernfeld- und problemorientierten Unterricht. In: PrInterNet, 7(1)/05, S. 38–49.

Schwarz-Govaers, R. (2005b): Subjektive Theorien als Basis von Wissen und Handeln – Ansätze für ein handlungstheoretisch fundiertes Pflegedidaktikmodell. Huber, Bern.

Wahl, D. (1991): Handeln unter Druck: Der weite Weg vom Wissen zum Handeln bei Lehrern, Hochschullehrern und Erwachsenenbildnern. Deutscher Studien Verlag, Weinheim.

Wahl, D. (1995): Grundkonzeption. In: Wahl, D.; Wölfing, W.; Rapp, G.; Heger, D. (Hrsg.): Erwachsenenbildung konkret. Deutscher Studien Verlag, Weinheim. S. 58–103.

Wahl, D. (2000): Das große und das kleine Sandwich: Ein theoretisch wie empirisch begründetes Konzept zur Veränderung handlungsleitender Kognitionen. In: Dalbert, C.; Brunner, E. J. (Hrsg.): Handlungsleitende Kognitionen in der pädagogischen Praxis. Schneider, Hohengehren, S. 155–168.

Wahl, D. (2001): Nachhaltige Wege vom Wissen zum Handeln. In: Beträge zur Lehrerbildung, 19(2)/01, S. 157–174.

Wahl, D.; Schlee, J.; Krauth, J.; Mureck, J. (1983): Naive Verhaltenstheorie von Lehrern: Abschlussbericht eines Forschungsvorhabens zur Rekonstruktion und Validierung subjektiver psychologischer Theorien. Universität Oldenburg, Zentrum für pädagogische Berufspraxis, Oldenburg.

2 Problemorientierte Vermittlung von Pflegewissenschaft – Wege zum Evidence-based Nursing

Katrin Rohde

»Probleme sind Gelegenheiten zu zeigen, was man kann« (Duke Ellington)

Um sich aktuell und praxisnah berufsrelevante Erkenntnisse aneignen zu können, recherchieren und bewerten Pflegende zunehmend Forschungsergebnisse. Evidence-based Nursing (EBN) ermöglicht ihnen, eigenständig wissenschaftsbasiert zu arbeiten und so die Pflegequalität zu sichern. EBN fördert das Verständnis pflegewissenschaftlicher Erkenntnisse im Zusammenhang mit vorhandenem Wissen und Erfahrungen sowie die Integration der Erkenntnisse in die Berufspraxis. Ziel ist dabei nicht die praxisunabhängige Suche nach den besten und aktuellsten Erkenntnissen, sondern die wissenschaftlich fundierte Ausrichtung des professionellen Pflegehandelns auf Bedürfnisse, Ressourcen und Wünsche der Patienten. Eine Methode der Aneignung der für EBN notwendigen Fähigkeiten ist die des Problemorientierten Lernens (POL). Lernende setzen sich nach einer Einführung aktiv, erfahrungsbasiert und begleitet mit einem pflegerischen Problem auseinander.

> Es war einmal ein Seepferdchen, das eines Tages seine sieben Taler nahm und in die Ferne galoppierte, sein Glück zu suchen. Es war noch gar nicht weit gekommen, da traf es einen Aal, der zu ihm sagte:
> »Psst. Hallo, Kumpel. Wo willst du hin?«
> »Ich bin unterwegs, mein Glück zu suchen.« antwortete das Seepferdchen stolz.
> »Da hast du's ja gut getroffen«, sagte der Aal, »für vier Taler kannst du diese schnelle Flosse haben, damit kannst du viel schneller vorwärts kommen.«
>
> »Ei, das ist ja prima,« sagte das Seepferdchen, bezahlte, zog die Flosse an und glitt mit doppelter Geschwindigkeit von dannen.
> Bald kam es zu einem Schwamm, der es ansprach:
>
> »Psst. Hallo, Kumpel. Wo willst du hin?«
> »Ich bin unterwegs, mein Glück zu suchen.« antwortete das Seepferdchen.
> »Da hast du's ja gut getroffen,« sagte der Schwamm, »für ein kleines Trinkgeld überlasse ich dir dieses Boot mit Düsenantrieb, damit könntest du viel schneller reisen.«
> Da kaufte das Seepferdchen das Boot mit seinem letzten Geld und sauste mit fünffacher Geschwindigkeit durch das Meer. Bald traf es auf einen Haifisch, der zu ihm sagte:

»Psst. Hallo, Kumpel. Wo willst du hin?«
»Ich bin unterwegs, mein Glück zu suchen.« antwortete das Seepferdchen.
»Da hast du's ja gut getroffen. Wenn du diese kleine Abkürzung machen willst«, sagte der Haifisch und zeigte auf seinen geöffneten Rachen, »sparst du eine Menge Zeit.«
»Ei, vielen Dank!« sagte das Seepferdchen und sauste in das Innere des Haifisches, um dort verschlungen zu werden.

Die Moral dieser Geschichte: Wenn man nicht genau weiß, wohin man will, landet man leicht da, wo man gar nicht hin wollte. (*Mager* 1971)

Die Erzählung zeigt auf, dass jeder eingeschlagene Weg hätte richtig sein **können**. Die Moral der Geschichte verweist auf eine notwendige vorausgehende didaktische Analyse, die mit bestimmt, welcher Weg in der Vermittlung von Pflegewissenschaft gegangen wird (*Klafki* 1958).

Das folgende Kapitel beleuchtet Hintergründe, Voraussetzungen und Möglichkeiten einer problemorientierten Auseinandersetzung mit wissenschaftlichen Ergebnissen. Der Vergleich des Problemorientierten Lernens mit dem Konzept des Evidence-based Nursing bekräftigt die äußere und innere Verwandtschaft der Methoden und die Möglichkeiten, die in der gegenseitigen Ergänzung liegen. Nach eher theoretischen Erörterungen im ersten Teil, wendet sich der Beitrag im zweiten Abschnitt praktischen Fragen der Umsetzung zu.

2.1 Lebensweltnahes Lernen von Pflegewissenschaft

Pflegewissenschaft zielt auf die Überwindung der Theorie-Praxis-Kluft in der Pflege. Sie muss deshalb als integraler Bestandteil der Aus- und Weiterbildung in der Pflege begriffen werden. Es kommt nun darauf an, bei den Lernenden Interesse zu wecken und das Bedürfnis, Neues zu lernen, zu verstärken. Dies gelingt in einer angenehmen und offenen Lernatmosphäre, die es den Lernenden möglich macht, definierte Lernziele als ihre eigenen zu erkennen oder anzunehmen und daraus folgernd die Verantwortung für ihr Lernen zu übernehmen. Als Vorbereitung auf die Vermittlung von Pflegewissenschaft kann die Bestimmung der fünf Dimensionen der didaktischen Analyse nach *Klafki* (1958) und seine spätere Erweiterung in Form eines Perspektivenschemas zur Unterrichtsvorbereitung dienen:

1. Die **Exemplarische Bedeutung** wird in einer einführenden Einarbeitung in die wissenschaftliche Auseinandersetzung mit konkreten pflegerischen und damit praxisrelevanten Problemstellungen und Erfahrungen vor Augen geführt. Damit wird das Kennenlernen von Werkzeugen und Vorgehensweisen ermöglicht, die weitere Recherchen bzw. Auseinandersetzungen erleichtern. Die fachliche Kommunikationsbasis erfährt eine Erweiterung. Methodisch kann dies durch den anwendungsorientierten Einsatz von elementaren Schlüsselbegriffen (Studientypen, Aussagekraft, Übertragbarkeit etc.) unterstützt werden.

2. Die **Gegenwartsbedeutung** der Inhalte erschließt sich zum einen in einer Erweiterung des Erfahrungshorizonts hinsichtlich der Wissenschaftsbasierung des pflegerischen Handelns, Lernens und Begründens. Zum anderen geschieht dies in einem Sicherheitsgewinn in fachlicher und methodischer Hinsicht sowie in einer Einarbeitung in neue Lernansätze (Erfassen durch kritische Analyse und Diskussion). Neue Arbeitsweisen erleichtern es, offene (berufsrelevante) Fragen aktuell und fundiert zu bearbeiten. Darüber hinaus erfolgt eine kritische Auseinandersetzung mit Fachartikeln sowie dem Medium Internet, der Qualität und Quantität seiner Fachinhalte und deren Verfasser.
3. Die **Zukunftsbedeutung** zeigt sich im Anwendungsbezug, also der Erkenntnis einer notwendigen Interaktion zwischen Theorie und Praxis, die eine Zunahme des Pflegewissens auf breiterer Ebene nach sich ziehen kann. Ein Aspekt der Zukunftsbedeutung besteht darin, die mögliche Einflussnahme Pflegender auf die Pflegewissenschaft und ihre Themen aufzuzeigen und anzuregen. Dabei wird nicht unmittelbar ein sicherer Umgang mit der Pflegewissenschaft angestrebt, sondern die Offenheit und Bereitschaft gefördert, sich Fragen zu stellen, Rat zu suchen oder Studien in eine Diskussion einzubeziehen. Das führt zu Erkenntnissen darüber, auf welcher Basis Begründungen oder Standards entstehen und was das jeweils für ihre Qualität bedeutet.
4. Die **Strukturierung des Inhalts** schließt an Kenntnisse und methodische Erfahrungen aus der Lernhistorie an, untermauert vorhandenes Wissen und Können und verbessert im Idealfall den sicheren Umgang mit den Lerninhalten in Theorie und Praxis. Ein entscheidender Faktor ist dabei, dass sich den Lernenden die Gegenwarts- und Zukunftsbedeutung so erschließen, dass ein Lerninteresse ausgelöst wird, das auch bei inhaltlichen »Hürden« bestehen bleibt.
5. Die **Zugänglichkeit** wird erreicht durch die fallbasierte Erarbeitung, eine gezielte Auseinandersetzung mit Situationen und Problemstellungen, die für die Lernenden von praktischem und theoretischem Interesse sind, bzw. mit Fragestellungen, welche die Lernenden sich gerne beantworten würden. Durch die kontinuierliche wissenschaftsorientierte Aufarbeitung von Fragestellungen oder eine Sammlung von im Unterrichtsverlauf gestellten Fragen kann gezielt auf vorausgehende Diskussionen anderer Lernfelder zurückgegriffen und an sie angeknüpft werden.
6. Die **Überprüfbarkeit** (zu 6. und 7. vgl. *Klafki* 1996) des Lernerfolgs, eine abschließende und fächerübergreifende Selbstüberprüfung und Erfolgskontrolle, kann auf unterschiedlichsten Ebenen vollzogen werden: beispielsweise im Vergleich von eingesetzten Analyseprotokollen (s. u.), der Vorstellung der Erkenntnisse in einem breiteren Rahmen, in Diskussionsrunden oder Expertengesprächen, in denen Ergebnisse verglichen, überprüft und verteidigt werden.
7. Die **Lehr-Lern-Prozessstruktur**, d. h. die optimale Vermittlung der Inhalte, ist eine Herausforderung für die Lehrenden. Entscheidend ist es, gleich zu Beginn ein Erstaunen oder Neugierde zu wecken, also die Bereitschaft, die Aufarbeitung von Inhalten und Strukturen zu übernehmen. Die Wege der praxisnahen Vermittlung können dabei variieren: vom situierten zum fallbasierten, vom exemplarischen zum handlungsorientierten Lernen, da sie sich mitunter an der Zielgruppe und

den institutionellen Bedingungen ausrichtet. Problemorientierte Ansätze werden im Verlauf dieses Artikels thematisiert.

Manche Lehrkraft sieht sich vor die Aufgabe gestellt, Inhalte zu erarbeiten, die in ihrer eigenen beruflichen Entwicklung nur wenig Raum fanden. Das stärkt die Empathie, das Wissen um die Problematik der Einarbeitung und um die notwendige Zeit, die diese benötigt. Unterschiedlichste Aspekte der wissenschaftlichen Qualifizierung sind so zu vermitteln, dass den Lernenden nicht nur der Sinn der Auseinandersetzung und ihre individuelle Verantwortung deutlich wird, sondern dass sie auch Freude daran finden. Lernziele sind, dass Lernende ihren eigenen Einfluss erkennen, ohne dabei notwendige Grenzen zu vergessen, dass sie sich einem fachgerechten Umgang mit unterschiedlichen Informationsquellen wie Fachartikeln und Studien annähern und im Verlauf der Ausbildung zunehmend an Sicherheit gewinnen. Sie wissen um mögliche Fehlerquellen und dass die Rezeption eines einzigen Fachartikels nicht Basis einer gravierenden Praxisveränderung sein kann, sowie dass entsprechende Entscheidungen nicht einer einzelnen Person obliegen. Da im Internet viele Informationen gut aufbereitet und schnell zu erreichen sind, ist der didaktische Auftrag dahingehend erweitert, dass am Ende der Lerneinheit ein Bewusstsein für das laufend notwendige Erarbeiten relevanter Informationen ausgeprägt ist.

Hierzu gehört auch die Fähigkeit, kritisch in Primärtexte Einsicht zu nehmen und sich nicht durch die Freude blenden zu lassen, dass in der eigenen Sprache vorliegende Materialien ausreichen würden bzw. dass die Suchmaschinen mit den ersten Treffern die relevantesten Inhalte angeben würden – ein tieferes Eindringen bleibt notwendig. Diese Kompetenzen können nur schwer durch Vorträge bzw. im Frontalunterricht vermittelt werden. Die Bewertung von Studien muss, basierend auf zuvor erarbeiteten theoretischen Grundlagen, eigenständig eingeübt und gemeinsam reflektiert werden. Die Vorbereitung, d.h. das Lesen und erste Bewerten eines Artikels, kann in Einzelarbeit und/oder in Gruppenarbeit geschehen. Es bietet sich an, beide Formen einzuüben. Um die Selbstreflexion zu fundieren, erarbeitete Ergebnisse abzugleichen und einzuschätzen, ist es angebracht, zumindest eine Studie und deren Bewertung im Plenum zu besprechen. Schwierig gestaltet sich die gleichzeitige Einführung in die Aufgaben und Verantwortungen des POL und die Grundlagen der Pflegewissenschaft. Deshalb bietet es sich an, die Methode anhand einer kleinen Aufgabe einzuüben und im komplexeren Verlauf der EBN-Erarbeitung zu vertiefen.

2.2 Berufliche Handlungskompetenz durch wissenschaftsbasiertes Lernen

Lebenslanges Lernen ist eine Herausforderung für alle, die im Gesundheitswesen tätig sind. Durch die aktuelle Gesetzeslage und neue Qualifikationsanforderungen sind Pflegende verstärkt dazu aufgefordert, ihr Pflegehandeln zu begründen und transparent zu machen. Evidenzbasierte Pflege ist eine Form des kritischen Umgangs mit pflegerischen Wissensbeständen und ein Weg, zu einer wissenschaftlich fundierten Praxis zu gelangen. Voraussetzung hierfür ist, dass Pflegende Mittel und Wege kennen, Studien und Fachartikel zu finden, sowie deren Stärken und Schwächen einschätzen zu können. Die Annahme, dass dann gewährleistet werden kann, dass nur solche Ergebnisse umgesetzt werden, die als gesichert und hilfreich gelten können (*Thiel et al.* 2001), entspringt einem gewissen Idealismus. Einem Idealismus, der davon ausgeht, dass Menschen dafür begeistert werden können, sich mit Hilfe erlernter Strukturen zu selbstbestimmten Entscheidern und Umsetzern zu entwickeln, die ihre Positionen selbstbewusst und begründet einnehmen, ihre Argumentationen auf der Basis einer kritischen Reflexion von Erfahrungen, Lerninhalten und Erkenntnissen der Wissenschaft begründen und vertreten.

Wissensquellen, die sich mit pflegewissenschaftlichen Erkenntnissen verknüpfen, sind persönliche Erfahrungen aller Beteiligten mit Interventionen, diagnostischen Instrumenten etc. sowie Informationen aus den Bezugswissenschaften, wie z.B. der Medizin und der Psychologie. Es besteht kein Zweifel, dass Entscheidungen auch ohne das gezielte Einbeziehen von Forschung wissensbasiert getroffen werden. Diesen Wissensspielraum gilt es im Sinne der professionellen Pflege laufend zu erweitern und für neue wissenschaftliche Einsichten offen zu halten. Damit wird eine Verkrustung durchaus bewährten Wissens vermieden und eine Erweiterung des Erfahrungsschatzes möglich. Probleme bei der Umsetzung in die Praxis ergeben sich, wie *Brandenburg* (2005) im Blick auf neuere Studien zeigt, aufgrund der Pflegepersönlichkeit (z.B. Wissensstand, Haltung zu Forschung), den Gegebenheiten der jeweiligen Organisation (z.B. Innovationsfreudigkeit), der Qualität von Forschungsarbeiten (z.B. Verständlichkeit, Praxisbezug, Einschränkungen hinsichtlich der Übertragbarkeit auf die eigene Situation) und des prinzipiellen Zugangs zu Forschungsergebnissen (z.B. Sprache, Kosten). *Gross* (2004) fasst zusammen, welche Kompetenzen Pflegende ausprägen müssen, um ihre berufliche Intuition und Reflexion um die wissenschaftlich basierten Entscheidungsgrundlagen zu erweitern: kritisches Denken, Fähigkeit zum eigenständigen und selbstständigen Lernen sowie die Fähigkeit zum lebenslangen Lernen. Denn, so *Etzel* (2003): »Gleichgültig, wie gut wir Pflege ausführen – es gibt immer Raum für weitere Verbesserungen, d.h. für eine Qualitätssteigerung.«

Die genannten Fähigkeiten können anhand der problemlösenden Verfahren erworben werden. Was EBN und POL/POL vereint und damit auch gut kombinierbar macht, ist das Lernen bzw. Ermitteln neuer Fakten durch Problemlösen. Ein Problem ist ein Auslöser für eine Auseinandersetzung – es regt zum Nachdenken, Recherchieren und Reflektieren an. Dabei kann es sich um einfache Fragen handeln wie: »Wie sollten wir bei der Morgenpflege künftig vorgehen, um unseren Patienten oder Bewohnern gerecht zu werden – und dem aktuellen Standard zu genügen?« oder um komplexe Zusammenhänge, die durch eine Fallsituation eingeführt werden. Das Erkennen von Problemen oder von Veränderungsbedarf und das Problemlösen sind wesentliche (Lebens-)Aufgaben und Teil der beruflichen Verantwortung.

2.3 Gründe für die Auseinandersetzung mit wissenschaftlichen Erkenntnissen

Die Anlässe der Auseinandersetzung sind vielfältig. So kann es sich als notwendig erweisen, herrschende Standards auf ihre Aktualität hin zu überprüfen. Unbekannte Situationen, Befindlichkeiten oder mangelnde Erfolge bisher ergriffener Maßnahmen können eine Suche nach Handlungsalternativen auslösen. Aber auch das individuelle Interesse, der Wunsch, sich weiterzubilden, um auf einem aktuellen Stand und flexibel zu sein, sind Auslöser von Denk- und Rechercheprozessen. Dasselbe gilt für das Bedürfnis, eine angemessene Antwort geben zu können, wenn Patienten Anfragen stellen. Patienten erwarten, dass die pflegerischen Maßnahmen, die sie erfahren, sachlich begründet werden können.

Im schulischen Zusammenhang erweist sich wissenschaftliches Grundlagenwissen bei Argumentationen in der Auseinandersetzung mit Fällen sowie in Klausuren und Prüfungen als notwendige Begründungsbasis. Es reicht nicht aus, aufzuzählen oder zu benennen, dass etwas getan wird und wie es getan wird, sondern die Begründung wird erst durch die Beschreibung des »Weshalb« vollständig.

Pflegewissenschaft ist auch eine Praxiswissenschaft und nicht, wie es manchem Laien erscheinen mag, praxisferne Pflegephilosophie. Ein greifbares Beispiel hierfür sind die nationalen Expertenstandards, die laufend erweitert und aktualisiert werden (*Brandenburg* 2005). Der Nutzen der Umsetzung von forschungsbasiertem Wissen in der Pflege kann beispielsweise am Rückgang nosokomialer Infektionen, an einer gesteigerten Patienten- und Mitarbeiterzufriedenheit sowie der Reduzierung von Kosten festgemacht werden (*Brandenburg* 2005, *Taylor-Piliae* 1999).

Um autonom und begründet Entscheidungen treffen zu können und immer auf dem Laufenden zu sein, müssten sich Pflegende einer zunehmenden Flut an Studien stellen und täglich Fachartikel lesen. Zwar reduziert sich die Menge an Texten bereits im Blick auf die eigene Spezialisierung drastisch. Dennoch kann es der einzelnen Pflegeperson nicht gelingen, stets in allen angrenzenden Bereichen auf dem neuesten Stand der Forschung zu sein. Umso wichtiger ist es, und das übt das Arbeiten in den Kleingruppen des POL ein, im Team zusammenzuarbeiten. Interdisziplinäre Zusammenarbeit und gemeinsames Expertentum erweitern den Erfahrungsraum um ein Vielfaches. Dieser Effekt wird in verantwortlichen Standardgruppen, Stabstellen etc. genutzt. Dort werden Multiplikatoren ausgebildet, die das aktuelle Know-how in ihrem Einsatzbereich weiter vermitteln können.

2.4 Vergleich beider Konzepte der problemorientierten Suche nach Lösungen

Basierend auf der Konzeption der Evidenzbasierten Medizin (EBM) wurde das Konzept des EBN Ende des vergangenen Jahrhunderts entwickelt und den Notwendigkeiten der Pflege angepasst. *Panfil* (2005) beschreibt EBN als einen »Weg zur Vereinbarkeit von forschungsbasierter Praxis angesichts von Informationsflut, Zeitnot, abnehmender Halbwertszeit des Wissens und einer nicht-zeitgemäßen Aus- und Weiterbildung«. Als fachdidaktisches Instrumentarium der Vermittlung von EBN wird derzeit die Methode des problemorientierten Lernens (POL) stark wiederbelebt: Des Lernens, das nicht den Konsumenten von Wissen, den mitschreibenden Zuhörer ausprägt, sondern eine starke Eigeninitiative und Kreativität der Lernenden fordert. Das POL bietet ein reiches Spektrum an Arbeitsmöglichkeiten, die dem eines wissenschaftlich Rezipierenden entsprechen. Es trainiert entscheidende Kompetenzen der Pflegenden: die Kommunikationskompetenz und die Fähigkeit zur Weiterentwicklung von Kenntnissen, Verhaltensweisen und Haltungen.

Die Lehr- und Lernmethoden bzw. Vorgehensweisen des POL und des EBN werden nachfolgend verglichen, um ihre wechselseitige Ergänzung – POL als Lernmethode für EBN und EBN als Inhalt des POL – zu verdeutlichen. Die historische Entwicklung des POL ist eng verbunden mit der Zentralfigur *H. Barrows*: Der Mediziner entwickelte das Konzept des POL an der McMaster University in Hamilton, Ontario/Kanada mit und beförderte die Übertragung des POL in die medizinische Ausbildung (*Barrows und Tabblyn* 1980). Entscheidende Hinweise zur methodischen Umsetzung finden sich außerdem bei *Sackett et al.* (1999).

POL und EBN bzw. EBM zielen auf die Überbrückung unterschiedlicher Lücken: Ziel des EBM ist die Schließung der Lücke zwischen verfügbarem wissenschaftlich gesicherten Wissen und tatsächlich angewandtem Wissen in der Praxis – EBM und EBN sind damit wesentlich in der **medizinischen und pflegerischen Praxis** selbst beheimatet; POL zielt demgegenüber auf die Beseitigung der Lücke zwischen dem, was traditionell im Hörsaal bzw. Seminar- oder Klassenraum gelehrt und gelernt wird, und dem, was dann tatsächlich in der Praxis zur Berufsausübung benötigt wird. POL ist damit wesentlich in der **(medizinischen und pflegerischen) Ausbildung**. Die Methode ist durch diesen Fokus auf die Ausbildung verallgemeinerbar: Beim POL handelt es sich um eine Form des selbstgesteuerten Lernens, die in unterschiedlichen Lernkontexten Umsetzung finden kann.

Trotz dieser unterschiedenen Zielrichtungen, primären Anwendungskontexte und Voraussetzungen der Lernenden eint beide Methoden ein zentrales Anliegen: den notwendigen Theorie-Praxis-Transfer effizient zu gestalten. Darin gründet auch ihre wechselseitige Befruchtung, die in der Lernpraxis symbiotische Züge aufweist. Eine methodisch geleitete Unterscheidung versucht nicht, diese fruchtbare Beziehung zu trennen, sondern bewusst und damit didaktisch steuerbar zu machen.

Auf einen signifikanten Unterschied zwischen der Ausbildung in Medizin und Pflege sei noch hingewiesen: Pflegeschüler im dualen Ausbildungssystem verfügen praktisch von Anfang an über Patientenkontakte, während Medizinstudenten sich in den ersten Semestern vorrangig theoretisch mit Krankheitsbildern auseinandersetzen. Das bedeutet, dass eine Fallbasierung eine Notwendigkeit im Medizinstudium ist, die Erfahrungen theoretisch möglich macht, während im EBN (wie auch im EBM erfahrener Praktiker) bereits auf persönliche Erfahrungen zurückgegriffen werden kann.

Tabelle 2: Modifizierte und durch die Autorin erweiterte Problemlöseprozesse in EBN und POL im Vergleich.

	Evidenzbasiertes Pflegen und Lernen	Problembasiertes bzw. Problemorientiertes Lernen
Definition	Eine ausführliche Beschreibung der Schritte findet sich in *Behrens und Langer* 2006[2]	Der erweiterte Siebensprung (ursprünglich in *Moust et al.* 1999, vgl. auch *Barrows et al.* 1980 und *Sackett et al.* 1999)
Definition	*Behrens und Langer* (2006[2]:27) beschreiben EBN als die »Nutzung der derzeit besten wissenschaftlich belegten Erfahrungen Dritter im individuellen Arbeitsbündnis zwischen einzigartigen Pflegebedürftigen und professionell Pflegenden.«	*Boonen und Darmann* (2004:293): »Beim Problemorientierten Lernen eignen sich die Teilnehmer Fachwissen und die methodische Kompetenz zur Quellensuche und -kritik an, sie verbessern ihre Problemlösungsfähigkeiten, erweitern ihr Handlungsrepertoire und hinterfragen routinisierte Handlungspraktiken.«
	Problemerfassung und Konkretisierung der Zielsetzung	
Problemerfassung	1) Auftrag klären, notwendige Kontexte: **Aufgabenstellung** *In welchem Zusammenhang soll welche praxisnahe Problematik aufgearbeitet werden?*	1) **Vorstellung** des Problems und Klärung von Verständnisfragen und unverständlichen Begriffen *Welcher größere Problem- bzw. Lernzusammenhang besteht? Sind alle Zusammenhänge ersichtlich, alle Begriffe und Aufgaben klar?*
Problemerfassung	2) Probleme erfassen und eingrenzen: **Konkretisierung** *Wie kann die Problematik so konkretisiert werden, dass Auseinandersetzungen und Recherchen möglich werden?*	2) **Konkrete Definition** und Deutung **des Problems** im Blick auf Ausgangs- und Zielpunkt/Aufgliederung in Teilprobleme *Wie kann das Problem so eingegrenzt werden, dass es in der zur Verfügung stehenden Zeit bearbeitet werden kann? Welche Inhalte sind besonders berufsrelevant?*
Problemerfassung	3) Eigene **Fragestellung** formulieren, Hauptthemen und daraus Suchbegriffe finden und definieren. Die Komponenten der praxisrelevanten Frage entsprechen dem **PPIKE**-Schema: Problem, Patient, Intervention, Kontrolle, Ergebnismaß oder auch Ziel.	3) **Sammlung** von Lösungsansätzen, Hypothesen und Ideen (Brainstorming): Aktivierung von Vorwissen; vertieftes Situations- und Problemverständnis 4) **Ordnung** der Lösungsansätze, Hypothesen und Ideen

▶▶

	Evidenzbasiertes Pflegen und Lernen	Problembasiertes bzw. Problemorientiertes Lernen
Problemerfassung	*Welche konkrete Frage wird den Recherchen zugrunde gelegt (vgl. PPIKE-Schema)? Welche Schlüssel- oder Suchbegriffe ergeben sich daraus?* *Welche Lernziele sind explizit und implizit enthalten?*	5) **Formulierung der Lernziele**: möglichst eng gefasst und als Fragen formuliert. Dem folgt die gemeinsame Definition von Wissenslücken, die vor der Zielerreichung geschlossen werden müssen *Welche Lernziele und Schlüsselbegriffe erschließen sich nach dem Sammeln und Ordnen und bilden damit die Arbeitsgrundlage?*
	Problembearbeitung	
Problembearbeitung	4) **Literaturrecherche** in unterschiedlichen Suchmaschinen, Datenbanken und Bibliotheken *Kann auf eine zufrieden stellende Forschungsbasis zurückgegriffen werden? Nach welchen Kriterien wird ausgewählt?*	6) **Literaturrecherche und Erarbeiten** der Lerninhalte mit Hilfe unterschiedlicher Quellen – vgl. EBN und das kritische Beurteilen von Quellen *Steht ausreichende und fachlich fundierte Literatur zur Verfügung? Wo können weitere Recherchen erfolgen?*
	5) **Kritische Bewertung und Beurteilung** von Studien *Welche Studien erscheinen aus welchen Gründen als besonders aussagekräftig und der Fragestellung angemessen?*	7) **Synthese** und Diskussion der Inhalte *Welche Inhalte wurden mit welchem Ziel erarbeitet? Wie korrespondieren sie miteinander? Wo sind Ergänzungen oder Kürzungen notwendig?*
	6) **Entscheidung** über die passende Intervention bzw. Anwendung *Welche Intervention(en) hat/haben sich in unterschiedlichen und übertragbaren Kontexten als glaubwürdig und umsetzbar erwiesen?*	7 a) **Auswertung** der Arbeitsergebnisse für die Präsentation im Plenum (orientiert an den Lernzielen und dem Arbeitsauftrag) *Welche Inhalte und Strukturen sollen in die Präsentation übernommen werden? Was ist für die Gesamtgruppe von besonderem Interesse und Nutzen?*
	Problemlösung	
Problemlösung	7) **Umsetzung** der als hilfreich erachteten Ergebnisse in die Pflegepraxis *Kann das Ergebnis umgehend in die Praxis übernommen werden, sind weitere Ergebnisse zu recherchieren, oder sollen auf einer Pilotstation Überprüfungen erfolgen?*	7 b) **Präsentation und Diskussion**, Umsetzung theoretisch; ggf. Umsetzung in der Praxis bzw. Vergleich gefundener Lösungswege – auch mit der Praxis *Welches Wissen dient der Lernentwicklung? Welche Ergebnisse sind in der Praxis umsetzbar? An welcher Stelle sind weitere Lernprozesse, Recherchen und Beurteilungen notwendig?*
	8) **Evaluation**, ggf. neue Herangehensweise an die Fragestellung *Wie praxisnah oder auch erfolgreich in der Umsetzung sind die Ergebnisse? Welche Daten müssen noch gesammelt werden?*	8) **Reflexion** des Lern- und Gruppenprozesses, ggf. Erweiterung der Ergebnisse um Praxisrelevanz abzusichern *Wie und mit welchen Erfolgen ist die Arbeit in der Gruppe verlaufen? Wie praxisnah ist das Ergebnis? Wie kann die Umsetzung in die Praxis erfolgen? Welche Ergebnisse sind generalisierbar?*
Ggf. Neubeginn des Problemlöseprozesses: wenn die Ergebnisse nicht zum gewünschten Erfolg führen oder auch wenn neue (erweiternde) Fragestellungen im Raum stehen.		

2.5 Problemorientierte Auseinandersetzung mit wissenschaftlichen Ergebnissen

Eine erste Einführung und Sensibilisierung für die Bedeutung von Wissenschaft und Forschung für die Pflegepraxis erfolgt notwendigerweise schon zu Beginn der Ausbildung. Die Lernenden sollen aus der Verantwortung gegenüber den zu Pflegenden »die Notwendigkeit erkennen, dass Interventionen, die sie den Patienten vorschlagen, wissenschaftlich begründet sein müssen« (*Darmann* 2005). Dabei soll die Begrenztheit jeglicher Forschung nicht ausgeblendet werden. Die Schüler werden schrittweise und ihrem Ausbildungsstand entsprechend an ein pflegewissenschaftliches Denken herangeführt. Nicht gemeint ist damit, dass im Pflegeunterricht im Sinne einer Regelorientierung (*Darmann* 2005) rezeptartig einsetzbares Wissen vermittelt wird. Bei einer einseitigen Anwendung des EBN könnten die Lernenden den Schluss ziehen, die Interventionen, die sich als die empirisch wirkungsvollsten erwiesen haben, seien rigide in die Praxis umzusetzen und dabei die interne Evidenz vernachlässigen. Daher sollte die Überprüfbarkeit und notwendige Flexibilität jeglichen Handlungswissens verdeutlicht werden. Hier wird ein Lerneffekt des POL relevant: dass Schüler frühzeitig lernen, ihre Deutungs- und Reflexionskompetenz zu erweitern.

Durch das Problemorientierte Lernen gewinnen Lernende die Einsicht, dass sie von den Aussagen und Präsentationen anderer Gruppenteilnehmer, welche über einen gewissen Wissensvorsprung verfügen oder ein bestimmtes Thema vorbereitet haben, profitieren können. Sie wissen auch darum, welche Fähigkeiten sie selbst zur Erarbeitung von neuem Wissen entwickeln können oder bereits erfolgreich ausgeprägt haben. Hauptintention der Vermittlung im kognitiven Bereich ist die Ausbildung von Fach- und Methodenkompetenz. Lernende sollen befähigt werden, zielgerichtet, eigenständig und effektiv zu arbeiten. Sie werden sich ihrer eigenen Problemlösefähigkeiten bewusst, entwickeln und trainieren diese gemeinsam weiter.

Sie erarbeiten Lösungsformen, die realistisch und im praktischen Berufsalltag umsetzbar sind. Das eigene Urteilsvermögen samt Selbstkritik und konstruktivem Feedback wird geschult. Die Arbeit in den Kleingruppen hat im Zusammenspiel mit Inputinseln und Unterrichtsgesprächen den Charakter einer Aufarbeitung und Festigung der Inhalte – durch die Übertragung auf eine definierte Fragestellung. Diese Fragestellung sollte möglichst beantwortbar sein – auch wenn die Antwort in einem ersten Schritt eher oberflächlich scheint und allen Beteiligten spätestens bei der notwendigen Reflexion deutlich wird, dass vor einer Umsetzung noch weitere Recherchen notwendig sind.

Schließlich soll sich das implizite Wissen, das Grundlage des routinierten, professionellen Handelns ist, durch eine kritische und reflektierte Auseinandersetzung erweitern. Anhand der Methode des Problemorientierten Lernens können eigene Urteile mit Blick auf aktuelles Fachwissen überprüft werden. Durch das Wechselspiel von explizitem und implizitem Wissen wird spontanes und individuelles Pflegehandeln fundierter.

Die Aufgabe von Pflegenden ist es m. E., im Umgang mit den Personen, die sie betreuen, nicht ihre persönlichen Deutungen und daraus folgende Handlungen durchzusetzen, sondern sich einen flexiblen Deutungsspielraum zu erarbeiten und diesen soweit als möglich mit ihrem Gegenüber abzugleichen, um ihm gerecht zu werden. Durch POL werden sich Lernende ihrer eigenen Fehlbarkeit bewusst und die Wahrscheinlichkeit von Fehldeutungen oder Fehlhandlungen wird durch eine breite und flexible Wissensbasis reduziert. Bezüglich des EBN bedeutet dies, dass sie in der Auseinandersetzung mit Studien ihren Erfahrungsspielraum in methodischer Hinsicht und zudem ihren Wissensspielraum realistisch einschätzen und erweitern können.

2.6 Ablauf einer (problemorientierten) Suche nach wissenschaftsbasierten Handlungsweisen

Um problemorientiert wissenschaftsbasiertes Handlungswissen zu ermitteln und zu bewerten, wird die zugrunde liegende Situation erfasst und, nach einer Problemerfassung und -analyse, die Suche nach Handlungsmöglichkeiten vollzogen. Auf eine Entscheidung für eine Vorgehensweise folgt die Umsetzung.

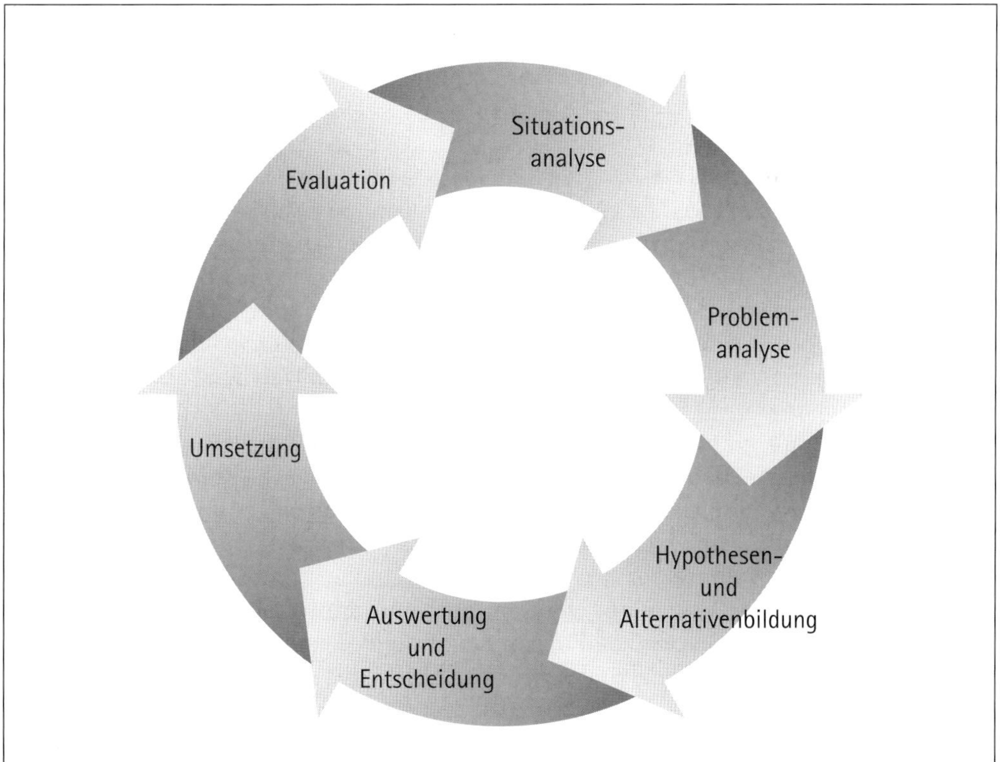

Abbildung 1: Prozess der Problembearbeitung.

Der vollständige Prozess schließt mit einer Evaluation ab, nach welcher er ggf. neu beginnt. Im Unterrichtsverlauf besteht häufig weder der Zeitrahmen noch die Möglichkeit, den ganzen Prozess zu durchlaufen. So kann es sich anbieten, Verantwortliche aus dem Management einzuladen, um Formen und Probleme des Wissensmanagements und der Implementierung aufzuarbeiten. Zudem können Auszubildende in Form von Praktika stärker in Expertengruppen in unterschiedlichen Bereichen eingebunden werden oder Praxisaufträge umsetzen. Im Folgenden werden, orientiert am Prozess der Problembearbeitung, Kernfragen aufgezeigt, die sowohl die Vorbereitung als auch die Durchführung des Lernprozesses unterstützen.

1. **Situationsanalyse – problemorientierter Einstieg in die Zusammenhänge**
   - Welches Problem bzw. welche Problemkonstellation liegt konkret vor?
   - Welche Zusammenhänge/Besonderheiten müssen einbezogen werden?
   - Welche Vorgehensweisen oder Lösungsansätze haben sich bisher als tragfähig und effektiv erwiesen?
   - Worauf basiert das zugrunde liegende Wissen?

2. **Problemanalyse – konkrete Analyse der Zusammenhänge/Hypothesenbildung**
   - Wie ist das Problem entstanden? Was hat sich verändert? Was ist der Auslöser?
   - Welche Veränderungen oder Lösungen werden angestrebt?
   - Was kann an der Situation oder der Vorgehensweise verändert werden, wo bestehen Grenzen?

3. **Hypothesen- oder Alternativenbildung – Informationssammlung und Bewertung auf Brauchbarkeit**
   - Worauf gründen mögliche Alternativen (Erfahrungs-, Lehrbuch-, Expertenwissen, Studien)?
   - Was bedeutet die jeweilige Herkunft für die Glaubwürdigkeit und die Anwendbarkeit?
   - Welche Handlungsmöglichkeiten erscheinen als am angemessensten und weshalb?
   - Wie kann den Klienten eine größtmögliche Mitbeteiligung ermöglicht werden?
   - Was ist von den Rahmenbedingungen her machbar? Welche Hilfsmittel stehen zur Verfügung?
   - Was muss unbedingt geändert werden (beispielsweise um gefährdende Pflege zu vermeiden)?
   - Was muss recherchiert und aufgearbeitet werden? Wo kann recherchiert werden?

4. **Auswertung und Entscheidung – Begründungszusammenhänge verdeutlichen**
   - Können die vorliegenden Studien eigenständig beurteilt werden oder wird der Rat eines Experten (wie z.B. eines Statistikers) notwendig?
   - Wie bewerten erfahrene Kollegen die Studie? Liegt ein vergleichbares Verständnis vor?
   - Weshalb fällt die Entscheidung für eine bestimmte Vorgehensweise?
   - Wer muss wie informiert und welche Gremien müssen eingeschaltet werden?

- Wie wird die notwendige Implementierung intern und extern kommuniziert und begründet?

Schritt 6 und 7 können im schulischen Zusammenhang meist nur theoretisch erfolgen.

5. **Umsetzung: konkreter, exemplarischer Praxisbezug im Blick auf die vorliegenden Gegebenheiten – Verteidigung der Entscheidung**
   - Wie kann unter bestehenden Bedingungen welche Vorgehensweise angestrebt werden?
   - Wie kann die Vermittlung, Aneignung und Anwendung von neuen Erkenntnissen erfolgen?
   - Wie können Ergebnisse nachvollziehbar dargestellt und Entscheidungen überzeugend verteidigt werden? Wie wird mit Einwänden umgegangen? Welches Material erhalten die Zuhörer?
   - Wie können Veränderungen erfasst werden?

6. **Evaluation – Bewertung der Handlung und ihrer Folgen**
   - Wie anwendbar erweist sich das Wissen im bestehenden Kontext?
   - Als wie sinnvoll und zufriedenstellend erweist sich die Veränderung? Inwiefern entspricht sie den Anforderungen? Wo sind noch Modifizierungen notwendig?
   - Wie wird weiter vorgegangen?

2.7 Relevante Aspekte der Planung und Durchführung von EBN-Lerneinheiten in Form von Gruppenarbeit bzw. POL

Klare Zielsetzung: Lehrende definieren im Rahmen der Vorbereitung der Unterrichtseinheit motivationsfördernde und strukturgebende Nah- und Fernziele. Fernziele, wie die Kompetenz, sicher mit Studien umzugehen und sich eigenständig damit zu beschäftigen, sind deshalb so wichtig, weil sie sich auf das gesamte Curriculum und die Unterrichtsgestaltung der gesamten Ausbildungszeit beziehen. So kann und soll die Auseinandersetzung mit der Pflegewissenschaft kein einmaliges Erlebnis sein, das bei einem Teil der Lernenden Begeisterung auslöst und andere eher in Verwirrung oder Verwunderung zurücklässt. Stattdessen soll deutlich werden, wie berufs- und ausbildungsrelevant die stetige Aktualisierung und Reflexion des Wissens ist und welche Formen der Wissensermittlung und -kommunikation existieren.

Nahziele, d.h. angestrebte Ergebnisse für die Lerneinheit, werden gemeinsam mit den Lernenden oder innerhalb der Kleingruppen entwickelt. Lediglich von außen aufgesetzte Ziele können evtl. den Lernprozess negativ beeinflussen. Selbst ermittelte Ziele werden im Protokoll fixiert und ggf. visualisiert, um sie präsent zu halten und um nachvollziehbar zu machen, wohin der Weg führt und wie weit er bereits gegangen ist. Im Rahmen der **Evaluation** wird erörtert, inwiefern gesetzte Ziele erreicht wurden oder nicht und was das für die zukünftige Arbeitsweise bedeutet.

Klare Theorie-Praxis-Verknüpfung: *Chapman* (1996) und *Retsas* (2000) benennen neben den Schwierigkeiten, die notwendige Forschungsliteratur zu finden und zu bewerten, eine fehlende Einsicht in die Wichtigkeit der Pflegeforschung für die Pflegepraxis. Der Transfer zwischen Theorie und Praxis ist bei der Auseinandersetzung mit pflegewissenschaftlichen Elementen besonders relevant, da er das Gefühl der Überforderung verringern kann und ein neues Rollenbewusstsein forciert. Wenn zum einen deutlich wird, was »das Ganze bringt« und zum anderen, dass basierend auf tragenden Inhalten das berufliche Mitspracherecht und das Selbstbild der Pflege gestärkt wird, kann dies die Bereitschaft zur Auseinandersetzung nachhaltig verbessern. Um den Transfer zu unterstützen, bieten sich Fragen aus dem Berufsalltag bzw. Szenarien oder Fallbeispiele an, welche die Bearbeitenden vor die Aufgabe stellen, die benötigte Pflegehandlung an neuen wissenschaftlichen Erkenntnissen auszurichten bzw. den aktuellen Wissensstand zu eruieren.

Die Auswahl der Szenarien orientiert sich an der Zielgruppe. Szenarien können kurz und einleitend sein oder auch komplex und mehrdimensional, d.h. mit einem größeren Entscheidungsspielraum für die Bearbeitenden. Liegt kein Narrativ, kein Erlebnis oder keine Fragestellung seitens der Lernenden vor, können stark verkürzte Szenarien genutzt werden. Diese Vorgehensweise hat den Vorteil, dass die zur Verfügung stehende Zeit konkret auf die Arbeit mit Studien verwendet werden kann. Die Einarbeitungszeit in den Fall entfällt bei der verkürzten und einzig anregenden Beschreibung und die Fragestellungen sind schnell erfasst. Zudem sind die Ergebnisse besser vergleichbar.

In Form eines möglichen Szenarios wird nachfolgend auf ein in der Pflege häufig diskutiertes und pflegewissenschaftlich vielfältig erschlossenes Themengebiet Bezug genommen:

Die Dekubitusprophylaxe

Sie arbeiten seit einigen Wochen auf einer Station, auf der Sie vorrangig bettlägerige alte Menschen betreuen. Ihnen fällt immer wieder auf, dass trotz eines vierstündlichen Lagerungswechsels einige der Betreuten beginnende Dekubital-Ulcera aufweisen. Eine Kollegin, die in einem anderen Haus arbeitet, erzählt Ihnen begeistert von einer neuen Anti-Dekubitus-Matratze mit Massage-Funktion. Als Sie Ihrer Stationsleitung davon berichten, bittet diese Sie, herauszufinden, wie wirkungsvoll die neue Matratze sei.

Beraten Sie nach einer Recherche zu vorliegenden Studien über die Anti-Dekubitus-Matratze und ggf. vergleichbaren Interventionen Ihre Stationsleitung, ob sich die Anschaffung einer entsprechenden Matratze empfiehlt. Begründen Sie Ihre Position mit Hilfe relevanter Ergebnisse.

Eine offenere Fragestellung wäre in dem obigen Zusammenhang beispielsweise: »Weshalb kommt es auf der Station immer wieder zu beginnenden Dekubiti? Welche fördernden Bedingungen herrschen dort vor und wie kann diesen begegnet werden?« Schon der Frage ist zu entnehmen, dass in den Fall eine Fülle von zusätzlichen Informationen integriert werden müssen, um die Lernenden nicht in die missliche Lage zu bringen, lediglich auf der Basis von Spekulationen zu operieren. Der Lösungsweg wird nicht so konkret vorgegeben wie in dem obigen Szenario, wodurch sich für die Gruppe Bearbeitungs- und Entscheidungsspielräume eröffnen.

Wenn die Teilnehmenden im Blick auf ihre Berufspraxis im Raum stehende Fragestellungen bearbeiten wollen, sind diese vorzuziehen, um von dem bestehenden Interesse zu profitieren. Fragestellungen von Interesse lassen sich im Rahmen der Einübung in das PPIKE-Schema (vgl. Tabelle 2) erschließen. Grundsätzlich ist immer die Frustrationstoleranz der Teilnehmenden mit zu bedenken, wenn beispielsweise ein Pflegeproblem ausgewählt wird, bei welchem die Anzahl der zur Verfügung stehenden deutschsprachigen Studien gering ist.

Um diesem Problem zu begegnen, können vorbereitete Fälle oder Szenarien eingesetzt werden. Diese haben den Vorteil, dass relevante Studien beigelegt werden können und die Lehrkräfte einen Erwartungshorizont vorbereiten können. Mit Blick auf den Lernprozess können zu Beginn der Aus- oder Weiterbildung stärker vorstrukturierte Fälle eingesetzt werden, an welchen einzelne Schritte und Vorgehensweisen eingeübt und reflektiert werden können. Wenn mehr praktische und inhaltliche Sicherheit besteht, empfehlen sich in einem zweiten Schritt offenere Szenarien, bei denen die Lernenden die Möglichkeit haben, ihren Interessen gemäß eigene Schwerpunkte zu setzen.

Eigenverantwortung und fachgerechte Begleitung durch Tutoren: Der in der Gruppe und in Einzelarbeit vollzogene Lernprozess ist nicht nur selbstbestimmt. Um allen Teilnehmern Chancengleichheit zu gewährleisten und das angestrebte Lernpensum zu erfüllen, wird der Lernprozess durch Tutoren, die aufgrund der Stofffülle immer selbst Lernende sind, begleitet. Dies geschieht durch die stetige Aktualisierung der Unterrichtsvorbereitung, durch relevante Verweise auf zugrunde liegende oder das Gesagte unterstreichende Studien oder durch Fragestellungen, die Orientierung schaffen. Insbesondere die Suche nach Studien wird laufend durch Ansprechpartner begleitet und durch einen Inputvortrag zur Recherche, zu Suchmaschinen und Datenbanken und zum Umgang mit Abstracts etc. eingeleitet (vgl. *Rohde* 2007).

Das Interesse der Lernenden wird gefördert, indem auf ihre Berührungsängste und Einwände eingegangen wird und sie gleichzeitig immer wieder erfahren, welche Möglichkeiten der Umsetzung und der Mitbestimmung bestehen. Die Thematik und die Tiefe der Ausarbeitungen variieren je nach Lerngruppe. Eine Annäherung an die praxisnahe Bewertung von Forschungsergebnissen ist dabei relevanter als das lexikalische Erlernen einzelner Fachbegriffe.

Analyseprotokoll – Hilfsmittel zur Einzel- und Gruppenarbeit.

Protokoll zur Analyse von Studien	
Eigene Forschungsfrage	
Zugrunde liegende Problematik	PPIKE-Schema
Einbezogene Personen(gruppen)	ggf. Kontrollgruppe
Wer sind die Autoren (Kompetenz)	
Begründung der Auswahl der Studie	Bezug zur eigenen Forschungsfrage
Studientyp	☐ qualitativ ☐ quantitativ ☐ beides
Quellendetails	Titel: ____ Autor(en): ____ Zeitschrift: ____ Jahr: ____ Ausgabe: ____ Seiten: ____
Durchführungsort/ Einrichtung	☐ eine Einrichtung ☐ multizentrisch Wo/Fachbereich ____
Forschungsfrage	Ist die Forschungsfrage klar benannt, oder muss sie erschlossen werden?
Variablen	Intervention/unabhängige Variablen: ____ abhängige Variablen: ____ kontrollierte Variablen: ____
Studiendesign Zuteilung	☐ deskriptiv experimentell: ☐ mit Kontrollgruppe ☐ ohne Kontrollgruppe ☐ randomisiert ☐ nicht-randomisiert ☐ nicht-experimentell Spezifisches Design: ____ Beschreibung der Intervention: ____ ☐ prospektiv ☐ retrospektiv ☐ abteilungsübergreifend ☐ Längsschnittstudie ☐ Querschnittstudie
Qualitative Tradition	☐ Grounded theory ☐ Phänomenologie ☐ Hermeneutik ☐ Ethnographie ☐ Andere: ____
Stichprobe	Größe: ____ Stichprobengewinnung und -beschreibung: ____ Bestand eine vergleichbare Gruppenzusammensetzung zu Beginn der Studie?

▶▶

Protokoll zur Analyse von Studien	
Stichprobenverlauf	Wurde der Großteil der Teilnehmer bis zum Abschluss der Studie beobachtet? ______ Waren die Ausfaller (Drop Outs) ausreichend begründet? ______ Wurden die Teilnehmer in den Gruppen bewertet, denen sie zu Beginn zugeteilt wurden? ______ Wer war verblindet? ______ War dies sachangemessen? ______
Datenquellen Glaubwürdigkeit	☐ Befragung ☐ Beobachtung ☐ Andere: ______ Beschreibung der Messmethode: ______ Datenqualität: ______
statistische Anmerkungen	Signifikanz z. B.
Schwächen und mögliche Fehlerquellen (Bias)	
Ergebnisse bzw. Schlussfolgerungen Behandlungseffekt	Wurden aus den Ergebnissen die richtigen Schlussfolgerungen gezogen? ______ Wurden bei einer qualitativen Vorgehensweise die Daten validiert (beispielsweise den Teilnehmern noch einmal vorgelegt?)
Empfehlungen, Umsetzbarkeit und Übertragbarkeit	Ist das Ergebnis auf die eigene Arbeit übertragbar? Was bringt mir die Auseinandersetzung mit dem Text für meine eigene Berufspraxis?
Stärke/Qualität der Studie	
Nutzen-Kosten-Vergleich	
ggf. Evidenzgrad	
Ergebnisse bezüglich des zugrunde liegenden Problems	

Abbildung 2: Analyseprotokoll, stark modifiziert nach Polit und Beck (2006:141). Je nach Wissensstand können weitere Modifizierungen erfolgen, um ein Verständnis abzusichern. Zu auf unterschiedliche Studienformen ausgerichteten Protokollen vgl. www.ebn-zentrum.de.

Bei der Beschäftigung mit ausgewählten Studien können mögliche Verständnisschwierigkeiten und Fragestellungen bereits antizipiert und durch einleitende Vorträge reduziert werden (wie beispielsweise die Unterscheidung von qualitativen und quantitativen Studien, Formen der Datengewinnung und Auswertung, Fehlerquellen etc.). Bei der eigenständigen Bearbeitung von Studien stehen Lernbegleitung und Hilfestellungen struktureller inhaltlicher Art im Vordergrund. Tutor ist jemand, »der die Studenten beim Lernen unterstützt. Seine Tätigkeit besteht darin, eine Umgebung zu gewährleisten oder zu schaffen, in der das Lernen stattfinden kann, doch darf er niemals die Ergebnisse der Erfahrung diktieren« (*Glen und Wilkie* 2001:23). Die Qualitäten des Tutors sind nach *Rogers* (1983) 1. Realitätssinn, 2. Aufrichtigkeit, 3. Akzeptanz, 4. Wertschätzung des Lernenden sowie 5. empathisches Verständnis.

Lernende werden demgemäß nicht mit einem definierten Lernauftrag allein gelassen, sondern in ihrem soweit als möglich selbstgesteuerten Lernprozess begleitet. Das bedeutet, dass Tutoren die Gruppen autonom arbeiten lassen, ohne sie alleine zu lassen. Sie intervenieren im Sinne des Lernziels, da sie das gesamte Curriculum und die Anforderungen an die Lernenden als Ganzes vor Augen haben. Aufkommende Fragen oder Probleme werden in einem ersten Schritt innerhalb der Gruppe bearbeitet und erst wenn keine Lösung gefunden werden kann, bringen Tutoren ihre Anregungen ein. Je nach Vorerfahrung der Gruppe kann es in einem ersten Schritt sinnvoll sein, dass Tutoren die Rolle des Moderatoren übernehmen, um so die notwendige Sicherheit zu vermitteln: Das was und wie wir es machen, ist richtig!

Einsatz von Hilfsmitteln: Tutoren stellen den Lernenden Hilfsmittel zur Verfügung, die den Lernprozess zu strukturieren helfen, wie ein Glossar oder ein Analyseprotokoll. Der Einsatz eines Glossars, wie es durch das EBN-Zentrum Deutschland unter www.ebn-zentrum veröffentlicht wurde (vgl. *Behrens und Langer* 2006), empfiehlt sich, da die Lernenden mit dessen Hilfe neue Begriffe ohne großen zeitlichen Aufwand auch langfristig selbst nachschlagen können.

Je nach Arbeitsweise ist es sinnvoll, Protokolle, wie das vorangegangene Analyseprotokoll (bzw. relevante Fragestellungen daraus), einzeln zu erarbeiten, um die Ergebnisse abschließend in der Kleingruppe vorzustellen und zu diskutieren. So kann der eigene Stand besser eingeschätzt werden und es können die Komponenten eruiert werden, an denen weiter gearbeitet werden muss. Zudem besteht durch die individuell zu gestaltende Vorbereitungszeit die Möglichkeit, eine größere Anzahl an Studien zu bearbeiten. Tutoren stehen in der Auswertung und Diskussion mit vertiefenden und absichernden Fragestellungen zur Seite. Der Vorteil eines ausgearbeiteten Analyseprotokolls ist ein erleichterter Zugriff auf notwendige Daten, wenn die Studie in einem anderen Zusammenhang wieder relevant wird.

2.8 Fazit

An der gleichen akademischen Institution entwickelt und eng miteinander verknüpft, unterstützen EBN und POL lebenslanges Lernen und Erarbeiten aktueller Informationen (*Werbke* 2001). Sie dienen nicht nur dem aktuellen Anlass, sondern einer zukunftsorientierten Horizonterweiterung. Beide sind nicht kritiklos zu betrachten, sondern als Rahmengebilde zu verstehen, die das Individuum oder die Gruppe ausfüllen und nach eigenen Bedürfnissen und Erfahrungen modifizieren können. Beide sind nicht dogmatisch anzuwenden, denn das widerspricht ihrem konzeptionellen Charakter. POL und EBN geben nicht vor, wie man sich verhalten muss, sondern lassen erlebbar werden, welche Formen des Erkenntnisgewinns, der Kommunikation, der Teamarbeit und der Entscheidungsfindung zu welchen Zielen führen. Nicht das Belehren steht im Mittelpunkt, sondern die Eigenverantwortung und das Bewusstsein, dass viele Inhalte selbst erarbeitet und voneinander sowie miteinander gelernt werden können.

Die Auswahl der Vermittlungsmethode begründet sich letztlich in der Situation sowie der Leistungsstärke und Zusammenarbeit der Lernenden. Wenn Lese- und Textverständnis und andere Elemente der Rezeption und Bewertung von Studien, die Formulierung von Fragestellungen und das Interesse an wissenschaftlichen Erkenntnissen noch gefördert bzw. eingeübt werden müssen, ist es sinnvoll, kleinschrittig und lerntypengerecht vorzugehen. Die Auswahl der Studien erfolgt dann im Blick auf ihre Verständlichkeit und Kürze. Die Lernenden werden »an die Hand genommen«, in ihrer Entwicklung begleitet, und nicht durch zu komplexe Aufgaben bzw. Herausforderungen irritiert. Im Verlaufe dieses Artikels beschriebene Prozesse, Strukturen und Fragestellungen dienen Lehrenden als Grundlage der Unterrichtsgestaltung, werden jedoch im Blick auf die Zielgruppe flexibel variiert.

Ergo: Dann, wenn eine kontinuierliche und flexible Betreuung durch Tutoren gewährleistet werden kann, die Rollen und Vorgehensweisen des POL flexibel gestaltet und andere Lernformen in den Verlauf integriert werden, erweist es sich als effektiv, die Einarbeitung in EBN mithilfe der Methode des POL zu vollziehen. Ein sicherer Umgang mit pflegewissenschaftlichen Vorgehensweisen und Erkenntnissen wird vorbereitet oder vertieft, muss jedoch laufend weiter eingeübt werden.

Literatur

Barrows, H.; Tamblyn, R. (1980): Problem-based Learning: An Approach to Medical Education. Springer, New York.

Behrens, J.; Langer, G. (2006): Evidence-based Nursing and Caring. 2., vollständig überarbeitete und ergänzte Aufl. Huber, Bern.

Brandenburg, H. (2005): Wie gelangt neues Wissen in die Praxis der Pflege? In: PrInterNet, 9(7)/05, S. 464–471.

Boonen, A.; Darmann, I. (2004): Praxisnahes Lernen in der Fachweiterbildung Anästhesie- und Intensivpflege. In: intensiv, Fachzeitschrift für Intensivpflege und Anästhesie, 12(6)/04, S. 290–296.

Chapman H. (1996): Why do Nurses not make use of a solid Research Base? In: Nursing Times, 92(3)/96, S. 38–39.

Darmann, I. (2004): Problemorientiertes Lernen – Transfer durch die Erweiterung von Situationsdeutungen. In: PrInterNet, 9(6)/04, S. 461–467.

Darmann, I. (2005): Pflegeberufliche Schlüsselprobleme als Ausgangspunkt für die Planung von fächerintegrativen Unterrichtseinheiten und Lernsituationen. In: PrInterNet, 6(7)/05, S. 329–335.

Etzel, B. S. (2003): Editorial. Auswirkungen einer verwissenschaftlichten Pflege auf die Praxis. In: Pflege, 5(16)/03, S. 253–255.

Glen, S.; Wilkie, K. (2001): Problemorientiertes Lernen für Pflegende und Hebammen. Huber, Bern.

Gross, D. (2004): Evidence Based Nursing – der umfassende Begriff. In: Pflege, 3(17)/04, S. 196–207.

Klafki, W. (1958): Didaktische Analyse als Kern der Unterrichtsvorbereitung. In: Die Deutsche Schule, (10)/07, S. 450–471.

Klafki, W. (1996): Neue Studien zur Bildungstheorie und Didaktik. Zeitgemäße Allgemeinbildung und kritisch-konstruktive Didaktik. 5. Aufl. Beltz, Weinheim.

Mager, R. F. (1971): Lernziele und Programmierter Unterricht. Beltz, Weinheim.

Miller, M. A.; Babcock, D. E. (2000): Kritisches Denken in der Pflege. Huber, Bern.

Moust, J. H. C.; Bouhuijs, P. A. J.; Schmidt, H. G. (1999): Problemorientiertes Lernen. Ullstein, Wiesbaden.

Oelke, U.; Menke, M. (2005): Gemeinsame Pflegeausbildung. Modellversuch und Curriculum für die theoretische Ausbildung in der Alten-, Kranken- und Kinderkrankenpflege. 2., korrigierte und erweiterte Aufl. Huber, Bern.

Panfil, E.-M. (2005): Evidence-based Nursing: Definition, Methoden, Umsetzung. In: PrInterNet, 9(7)/05, S. 457–463.

Polit, D. F.; Beck C. T. (2006): Essentials of Nursing Research: Methods, Appraisal, and Utilization. 6. Aufl. Lippincott, Williams & Wilkins, Philadelphia.

Retsas, A. (2000): Barriers to using Research evidence in Nursing Practice. In: Journal of Advanced Nursing, 31(3)/00, S. 599–606.

Rogers, C. R. (1983): Freedom to Learn for the 80's. Charles T. Merrill, Columbus OH.

Rohde, K. (2007): Von Anfang an Interesse wecken. Evidence-based Nursing als Ausbildungsthema. In: Padua, 1(2)/07, S. 35–40.

Sackett, D. L.; Richardson, W. S.; Rosenberg, W.; Haynes, R. B. (1999): Evidenzbasierte Medizin. Zuckschwerdt, München.

Taylor-Piliae, R. E. (1999): Utilization of the Iowa Model in establishing evidence-based nursing practice. In: Intensive and Critical Care Nursing, 15/99, S. 357–362.

Thiel, V.; Steger, K. U.; Josten, C.; Schlemmer, E. (2001): Evidence-based Nursing – missing link zwischen Forschung und Praxis. In: Pflege, 4(14)/01, S. 267–276.

Werbke, S. R. (2001): Problembasiertes Lernen als Grundlage für eine Evidenzbasierte Praxis. In: PrInterNet, 9(3)/01, S. 166–171.

3 Zur Wirksamkeit und zu den Wirkhintergründen des Problemorientierten Lernens in der Pflegeaus-, -fort- und -weiterbildung[4]

Ingrid Darmann-Finck

Das Problemorientierte Lernen (POL) wird in der Pflegeausbildung als Methode zur Aneignung von transferfähigem Wissen favorisiert. Der Transfer wird angeregt, indem die Lernenden Wissen in Auseinandersetzung mit Fällen erwerben, die authentische Situationen der Berufswirklichkeit widerspiegeln. Eine weitere Besonderheit des problemorientierten Lernens besteht darin, dass die Lernenden den Lernprozess in Kleingruppen- oder Einzelarbeit weitgehend selbst steuern, wodurch der Erwerb von Team- und Selbstlernfähigkeiten angeregt wird. Die erste Phase, in der die Lernenden einen Fall analysieren und Wissenslücken identifizieren, findet in der Kleingruppe statt; in der zweiten Phase eignen sich die Lernenden in Einzel- oder Partnerarbeit das fehlende Wissen an und die dritte Phase, in der die Lernenden die Ergebnisse zusammentragen, auf den Fall anwenden und diskutieren, erfolgt wieder in Kleingruppen. Die Kleingruppen werden von jeweils einem Tutor unterstützt. Der Tutor hat in erster Linie die Rolle eines Lernbegleiters, d.h. er unterstützt und fazilitiert den Lernprozess. Um diese Aufgaben erfüllen zu können, muss der Tutor sowohl über pädagogische als auch über fachliche Kompetenz verfügen. Da für die Durchführung von Phase 1 und 3 des POL pro Kleingruppe ein Tutor benötigt wird und außerdem für jede Gruppe geeignete Räumlichkeiten zur Verfügung stehen müssen, ist die Methode relativ aufwändig. Es stellt sich die Frage, ob der Aufwand sich lohnt und in einem angemessenen Verhältnis zum Nutzen steht.

Bisher stützen sich die Argumente der im deutschen Sprachraum geführten pflegedidaktischen Diskussion vorwiegend auf lehr-/lern- oder erkenntnistheoretische Begründungen, insbesondere aus der kognitiven Psychologie und dem Konstruktivismus, von denen Hypothesen über die Wirkungen des Lehr-/Lernarrangements abgeleitet werden (*Schwarz-Govaers* 2002, 2003, *van den Meer* 1994, *Schmidt* 1993). Auf empirische Wirksamkeitsnachweise wurde bisher noch kaum Bezug genommen. Tatsächlich liegen aber bereits zahlreiche Studien, wenn auch vorwiegend aus dem Kontext der (universitären) Medizinerausbildung im angloamerikanischen Raum, vor. Zusammenfassend lässt sich feststellen, dass eine Evidenz für die Überlegenheit des POL gegenüber anderen Lehr-/Lernformen bisher noch nicht nachgewiesen werden konnte. Auch wenn die Ergebnisse sich möglicherweise nur bedingt auf die Verhältnisse im deutschsprachigen Raum und auf eine Berufsfachausbildung (im

4 Vortrag wurde bereits veröffentlicht in der Zeitschrift für Berufs- und Wirtschaftspädagogik, 2007 (1), S. 59–74

Unterschied zur akademischen Ausbildung) übertragen lassen, liefern sie aber doch Anhaltspunkte für die Stärken und Schwächen des problemorientierten Lernens und ermöglichen Schlussfolgerungen für die Konzeption zukünftiger experimenteller Evaluationsdesigns. Warum die erhofften Wirkungen nicht eintreten, darüber geben die vorliegenden quantitativen Studien kaum Auskunft. Hinweise dazu lassen sich aus einer von der Autorin unternommenen qualitativen Untersuchung der Kleingruppeninteraktionen gewinnen, wonach die Gruppenzusammensetzung entscheidenden Einfluss auf den Lerneffekt der Teilnehmer hat.

Im Folgenden wird zunächst anhand von ausgewählten Reviews ein Einblick in den Forschungsstand zur Wirksamkeit des POL gegeben. Mit Blick auf die in den Studien enthaltenen Mängel und Begrenzungen werden im Anschluss Konsequenzen für die Konzeption von feldexperimentellen Studiendesigns gezogen. Aus den mit der empirisch-analytischen Untersuchungsmethode verbundenen Begrenzungen wird die Notwendigkeit abgeleitet, diese durch qualitative bzw. dem interpretativen Paradigma folgende Studien zu ergänzen. Beispielhaft werden abschließend einige Ergebnisse von Interaktionsanalysen der Kleingruppengespräche im Rahmen des Projekts »Neue Lehr-/Lernformen in der Fachweiterbildung Anästhesie- und Intensivpflege« dargestellt.

3.1 Forschungsstand zur Wirksamkeitsevaluation

Als »Königsweg« der Programmevaluationsforschung gilt die (feld-)experimentelle Vorgehensweise (*Kromrey* 1995:329). Dabei wird das zur Disposition stehende Maßnahmenprogramm bei einer Experimentalgruppe angewendet, bei einer in allen wesentlichen Merkmalen äquivalenten Kontrollgruppe dagegen nicht (*ebd.*). Vor Anwendung der Maßnahme und danach wird die Ausprägung der angestrebten Zielvariablen überprüft. Ein Effekt (welcher Art auch immer) des Maßnahmenprogramms kann dann angenommen werden, wenn die Zielvariable vor Anwendung in beiden Gruppen etwa gleichermaßen ausgeprägt ist, danach aber Unterschiede festgestellt werden.

Bei der Konzeption von Forschungsdesigns und bei der Interpretation von Forschungsergebnissen zur Erfassung der Ergebnisqualität sind Wechselwirkungen mit der Struktur- bzw. Input-Qualität und der Prozessqualität (*Kromrey* 1995:315) sowie die Einflüsse der Programmumwelt bzw. des Programmumfeldes zu berücksichtigen, d.h. die Ergebnisqualität ist von einer Vielzahl miteinander vernetzter Faktoren abhängig.

An der McMaster University in Hamilton/Kanada wurde das Problemorientierte Lernen Mitte der 1960er-Jahre eingeführt. Seitdem haben viele Universitäten im angloamerikanischen und europäischen Raum die Curricula in der Mediziner- und Pflegeausbildung auf problemorientiertes Lernen umgestellt. Studien zur Evaluation der Wirksamkeit des POL wurden bereits in den 1980er-, aber verstärkt seit den

1990er-Jahren vorgelegt. Um einen Überblick über den aktuellen Forschungsstand zur Wirksamkeit problemorientierten Lernens zu erhalten, wurde in den Datenbanken Medline und Cochrane nach entsprechenden Studien und Reviews recherchiert. Wie aufgrund der längeren Tradition des problemorientierten Lernens in der Ausbildung von Medizinern zu erwarten war, beziehen sich die meisten Studien auf die Medizineraus- und -fortbildung. Ziel des folgenden Einblicks in den Forschungsstand ist es nicht, die vorliegenden Studien vollständig zu erfassen und zusammenfassend zu beurteilen. Vielmehr sollen anhand der ermittelten Studien und Übersichtsarbeiten exemplarisch die Ergebnisse, die methodischen Probleme der Studien und die damit zusammenhängenden Schwierigkeiten bei der Interpretation der Ergebnisse herausgearbeitet werden. Im Mittelpunkt stehen zwei aktuelle Reviews (vgl. *Smits et al.* 2002, *Colliver* 2000).

Colliver (2000) bezieht in seinem Review zur Wirksamkeit von POL-Curricula im Medizinstudium die Ergebnisse von drei Reviews aus dem Jahr 1993 sowie von acht weiteren Studien ein, die zwischen 1992 und 1998 durchgeführt wurden. Dabei berücksichtigt er nur solche Programme, in denen das POL das Herzstück des Curriculums bildet. Resümierend kommt er zu dem Ergebnis, dass die von ihm referierten Studien keine überzeugende Evidenz dafür liefern, dass POL beim Aufbau einer Wissensbasis und bei der Ausbildung klinischer Performanz wirkungsvoller ist als traditionelle Lehr-/Lernarrangements – jedenfalls nicht in dem Ausmaß, wie es angesichts der Ressourcen, die für das POL benötigt werden, zu erwarten gewesen wäre (*Colliver* 2000:1). Das heißt aber nicht, dass in keiner der Studien Effekte nachgewiesen wurden. Diese werden aber vom Autor entweder aufgrund von methodischen Mängeln nicht akzeptiert oder aber die Größe der gemessenen Effekte wird von ihm als zu gering eingestuft.[5] Anhand einiger der Einzelstudien soll der Hintergrund dieses Resümees verdeutlicht werden.

An der University of New Mexico School of Medicine (*Mennin et al.* 1993) wurden in den Jahren 1983 bis 1992 167 Studierende auf der Basis eines POL-Curriculums ausgebildet, 508 wurden konventionell unterrichtet. In jedem Jahrgang gab es eine kleine Gruppe, deren Zuteilung randomisiert erfolgte: insgesamt 85 Studierende für das POL-Curriculum und 34 für das traditionelle Studium. Die Wirkung der beiden Curricula wurde anhand der Resultate bei der medizinischen Abschlussprüfung, dem National Board of Medical Examination (NBME), gemessen. Bei dieser Prüfung, die aus drei Teilprüfungen besteht, wird anhand von standardisierten Fällen medizinisches Regelwissen abgefragt (*NBME* 2005), getestet wird also die Zielvariable Wissenserwerb. Im Ergebnis schnitten die POL-Studierenden bei den ersten beiden Prüfungen schlechter, bei der letzten besser ab. *Colliver* (2000:5) rechnet aber vor, dass das positive Ergebnis für das POL nur dann zustande kommt, wenn die Gesamtzahl der Probanden in die Berechnung einbezogen wird. Berücksichtigt man nur die Prüfungen der randomisiert gewonnenen Probanden, so stehen die

[5] Die Größe der Effekte beurteilt *Colliver* anhand der Effektstärke (*Cohen* 1988). Für den Forschungsgegenstand der pädagogischen Intervention definiert er einen Unterschied von $d=0.20$ als schwachen, von $d=0.50$ als mittleren und von $d=0.80$ als starken Effekt.

POL-Studierenden schlechter da. Diese Studie demonstriert eindrücklich die Notwendigkeit der Randomisierung der Probanden. Bei einer freiwilligen Zuordnung muss damit gerechnet werden, dass sich für das POL möglicherweise vorzugsweise solche Studierenden melden, die sowieso schon ein überdurchschnittliches Leistungsvermögen haben. Dadurch findet eine Selektion statt, die das Ergebnis verfälschen kann.

An der Harvard Medical School (*Moore et al.* 1994) wurden im Zeitraum von 1983 bis 1992 125 Studierende mit einem POL-Curriculum, 64 Studierende traditionell ausgebildet, die Zuteilung erfolgte randomisiert. Neben dem Resultat im NBME I wurden in dieser Studie auch komplexere klinische Fähigkeiten, nämlich die diagnostische Kompetenz und die klinische Problemlösefähigkeit, sowie interpersonelle Kompetenzen untersucht. Die interpersonelle Kompetenz wurde anhand von auf Video aufgenommenen standardisierten Interviews mit Simulationspatienten erfasst. Anschließend wurden die Gespräche durch unabhängige Beobachter und durch die Simulationspatienten mit standardisierten Instrumenten eingeschätzt. Während bei den Ergebnissen des NBME I und bei den klinischen Fähigkeiten kein Unterschied zwischen Kontroll- und Experimentalgruppe festgestellt wurde, konnten die POL-Studierenden aber im Hinblick auf interpersonelle Kompetenz überzeugen. Das viel zitierte Ergebnis dieser Studie, die POL-Studierenden hätten »better relational skills« relativiert *Colliver* (2000:6) jedoch, indem er feststellt, dass zum Zeitpunkt der Messung ein Drittel der POL-Studierenden und zwei Drittel der traditionell Studierenden abgesprungen waren.

In einer Studie an der Bowman Gray School of Medicine of Wake Forest (*Richards et al.* 1996) wird von positiven Effekten des POL berichtet. Im Zeitraum von 1991 bis 1995 nahmen 91 Studierende an einer POL-gestützten und 401 Studierende an einer traditionellen Ausbildung teil, wobei die Zuteilung nach Interesse und Votum der Studierenden vorgenommen wurde. Evaluiert wurden die NBME-Resultate und klinische Fähigkeiten, wie Anamnese, Differentialdiagnostik sowie Informationsgabe und -organisation. Die klinischen Fähigkeiten wurden anhand von standardisierten Skalen durch Kolleginnen und Kollegen eingeschätzt. Während beim NBME keine oder nur geringfügige Unterschiede festgestellt wurden, erreichten die POL-Studierenden bei den klinischen Fähigkeiten bessere Werte. Allerdings muss auch dieses Ergebnis zurückhaltend bewertet werden, schließlich wurden die Probanden nicht randomisiert. Zudem hob sich das POL-Curriculum zusätzlich dadurch vom traditionellen Curriculum ab, dass die Studierenden häufiger Kontakt mit realen oder Simulationspatienten hatten. Insofern kann das Ergebnis nicht sicher auf die Intervention des POL zurückgeführt werden.

Zu ähnlichen Ergebnissen wie *Colliver* (2000) kommt auch ein Review von *Smits et al.* (2002), in dem Studien zur Wirksamkeit des POL bei der Fortbildung von Medizinern zusammengefasst werden.[6] Dieses Review integriert sechs zwischen

6 Vom Cochrane Centre for Reviews and Dissemination werden dieses Review und die Schlussfolgerungen der Autoren als »suitably cautious« bewertet (vgl. *Centre for Reviews and Dissemination* 2003).

1974 und 2000 erstellte Studien, von denen lediglich zwei als qualitativ hochwertig bewertet werden, eine Studie davon war randomisiert. Bei drei der nicht-randomisierten Studien nahmen die Teilnehmer der Kontrollgruppe an keiner Intervention teil. Die Studien wurden nach vier Ergebnisvariablen durchsucht, nämlich nach Teilnehmer-Wissen, Teilnehmer-Performanz, Teilnehmer-Zufriedenheit und Patienten-Gesundheit. Nur eine der qualitativ hochwertigen Studien ermittelte positive Effekte in Bezug auf Teilnehmer-Wissen, clinical reasoning und Teilnehmer-Zufriedenheit. Diese Ergebnisse können aber *Smits et al.* (2002:155) zufolge nur bedingt dem Problemorientierten Lernen zugeschrieben werden, weil die pädagogischen Interventionen von unterschiedlicher Dauer waren. Die Autoren kommen zu dem Schluss, dass die drei Studien, in denen das POL mit anderen pädagogischen Interventionen verglichen wurde, keine Evidenz dafür liefern können, dass durch das POL das Teilnehmer-Wissen und die Teilnehmer-Performanz verbessert werden können und nur mittlere Evidenz, dass durch POL die Teilnehmer-Zufriedenheit zunimmt. Keine der Studien überprüfte die Wirkungen auf die Patienten-Gesundheit. Die anderen drei Studien, in denen das POL mit keiner Intervention verglichen wurde, zeigen mittlere Effekte in Hinblick auf Teilnehmer-Wissen und Teilnehmer-Performanz (*ebd.*). Insgesamt resümieren die Autoren, dass es nur eine geringe Evidenz dafür gibt, dass das POL anderen Lehr-/Lernformen in Hinblick auf Wissens- und Kompetenzerwerb überlegen ist. Ebenso sei die Evidenz gering, dass das POL besser ist als gar keine Weiterbildungsintervention.

Die Wirkungen des POL in der US-amerikanischen Pflegeausbildung (Masterstudium für Nurse practitioners und Clinical nurse specialist students) untersuchte *Miller* (2003), allerdings bezogen sich Intervention und Evaluation nur auf einen Kurs zum Thema Pharmakologie. Verglichen wurden die Leistungen von Studierenden, die einen POL-Kurs besucht hatten, mit denen eines konventionell gestalteten Kurses. Sowohl im Hinblick auf die Leistungen bei den Examina als auch auf die Zufriedenheit der Teilnehmer konnte kein Unterschied zwischen beiden Gruppen nachgewiesen werden. Die Autorin vermutet, dass sich die Teilnehmer des POL-Kurses die Methode zunächst aneignen mussten und daher noch keine besseren Ergebnisse erzielen konnten.

Abschließend lässt sich festhalten, dass eine Aussage zur Wirksamkeit des Problemorientierten Lernens auf der Basis der vorliegenden Studien aufgrund der methodischen Defizite nicht mit Sicherheit getroffen werden kann. Die Ergebnisse sprechen bislang aber dafür, dass die Stärken des POL weniger im Bereich der Zielvariable Wissenserwerb, sondern eher im Bereich der Zielvariablen klinische Fähigkeiten und interpersonelle Kompetenz liegen.

3.2 Ansatzpunkte für die Verbesserung feldexperimenteller Studiendesigns und systematische Begrenzungen[7]

In den referierten Studien sind methodische Defizite erkennbar, die zu einer Einschränkung der Aussagekraft der Ergebnisse führen. Folgende Ansatzpunkte für eine Verbesserung der Studiendesigns können abgeleitet werden:

- **Zusammenstellung von Experimental- und Kontrollgruppe:** In einigen Studien konnten die Probanden selbst entscheiden, ob sie einen POL-gestützten oder einen traditionellen Ausbildungsgang wählen. Um Selektions-Bias zu vermeiden, sollte die Zusammenstellung der Probanden randomisiert erfolgen.
- **Konzeption von Intervention und Kontrollintervention:** In den beschriebenen Studien wurde das POL zum Teil mit anderen Interventionen kombiniert oder das POL wurde nur kurzfristig eingesetzt. Außerdem wurde nicht immer deutlich, wie die Programmqualität sichergestellt wurde. Damit die Effekte auch tatsächlich auf das POL zurückgeführt werden können, müsste gewährleistet werden, dass im Einsatz des POL der einzige Unterschied zwischen den Interventionen besteht und dass die Interventionsdauer ausreichend ist. Eine weitestgehende Standardisierung des POL gelingt dabei nur nach vorhergehender formativer Evaluation und durch kontinuierliche Überprüfung der Programmqualität. Eine Wirksamkeitsevaluation von POL ist so lange nicht sinnvoll, wie die Methode noch nicht richtig implementiert ist.
- **Auswahl POL-spezifischer Zielvariablen:** In den referierten Studien stand der Wissenserwerb als Zielvariable an vorderster Stelle. Dies dürfte nicht zuletzt daran liegen, dass diese Variable anhand der Prüfungsergebnisse relativ leicht und ohne zusätzlichen Aufwand erfasst werden kann. Ob die Zielvariable POL-spezifisch ist und das durch das POL intendierte vernetzte und anwendungsbezogene Wissen durch die in der Abschlussprüfung verwendeten Instrumente angemessen erforscht werden kann, ist allerdings zweifelhaft. *Colliver* (2000:11) schlägt aus diesem Grund vor, nicht die erreichte Wissensbasis, sondern beispielsweise die Fähigkeit zum selbstgesteuerten Lernen zu evaluieren. Weitere mögliche POL-spezifische Zielvariablen könnten Deutungskompetenz (hermeneutisches Fallverstehen), Reflexionskompetenz (*Darmann* 2004) oder die Fähigkeit zur argumentativen Rede sein (*Wittneben* 2003:242ff).
- **Messzeitpunkte:** Häufig erfolgt die Messung der Effekte kurz nach Abschluss der Intervention. Mit dem POL wird aber gerade nachhaltiges und nicht nur auf kurzfristige Reproduktion ausgerichtetes Lernen angestrebt, so dass Nachher-Messungen über einen längeren Zeitraum erforderlich sind. Um die gemessenen Effekte sicher auf die Intervention zurückführen zu können, sind bei den Nachher-Messungen die Bedingungen zu kontrollieren, die einen Einfluss auf die Effekte haben können.

---

[7] In dieses Kapitel fließen Anregungen aus dem Workshop »Evaluation von curricularen Reformen am Beispiel des problemorientierten Lernens« ein, den die Autorin auf der 1. Transfertagung »Problemorientiertes Lernen in der Pflege« am 25.2.2005 im Universitätsklinikum Hamburg-Eppendorf durchgeführt hat. Dokumentation der Tagung s. unter www.uke.uni-hamburg.de/pol

Neben den methodischen Defiziten, die bei den referierten Untersuchungen festgestellt werden können, hat das objektivistische Forschungsparadigma auch noch systematische Begrenzungen (*Cook und Matt* 1990). Bei der klassischen feldexperimentellen Vorgehensweise wird das Vorhandensein und die Höhe von zuvor definierten Effekten unterschiedlicher Interventionen gemessen und verglichen. Im Mittelpunkt steht die Überprüfung generalisierbarer kausaler Effekte und Nebeneffekte. Bei einer Beschränkung der Evaluationsforschung auf hypothesentestende Verfahren bleiben dem Forscher zentrale Erkenntnisse verschlossen:

- Durch die Betonung generalisierbarer Ergebnisse wird ein wichtiges Moment von Lehr-/Lernprozessen ignoriert, nämlich die Individualität des Lerners. Professionelles Lehrerhandeln bedeutet nicht, allen Schülern schematisch das gleiche Programm anzubieten, sondern individuell zu fördern. Dass Lernen eine höchst subjektive Angelegenheit ist, wissen wir nicht erst seit Populärwerden des Konstruktivismus. Nicht die Intervention an sich bestimmt das Ergebnis, sondern wie die Intervention von den daran Beteiligten wahrgenommen wird. Diese Wahrnehmung wiederum ist subjektiv sowie biographisch und gesellschaftlich geprägt. Untersucht werden sollte daher auch die individuell unterschiedliche Rezeption des Lernangebots.
- Beim hypothesentestenden Verfahren wird davon ausgegangen, dass die Ergebnisvariablen bereits bekannt sind. Die Hypothesen über mögliche Wirkungen des POL basieren aber bislang noch vorwiegend auf theoretischen Konstrukten, vorzugsweise aus Sicht des Konstruktivismus, und müssen nicht unbedingt der Empirie entsprechen. Getestet werden dann möglicherweise nicht die tatsächlich relevanten Kategorien und neue können durch das Verfahren nicht entdeckt werden.
- Wirksamkeitsstudien sagen nur bedingt etwas darüber aus, warum bestimmte Wirkungen eingetreten sind oder nicht. Eben diese Informationen sind aber wichtig, um das Lehr-/Lernarrangement des POL weiterentwickeln zu können.

Um die genannten Zusammenhänge zwischen dem Lehr-/Lernarrangement und den Lernprozessen aufzudecken, zu beschreiben und zu empirisch gehaltvollen Kategorien zu gelangen, sind eher ethnographische Untersuchungsdesigns zugrunde zu legen. Diese sind wiederum nicht in der Lage, die Höhe von Effekten zu messen. Daher sollten bei der Untersuchung der Wirkungen des POL quantitative und qualitative Studien kombiniert werden. Das Erkenntnispotenzial der ethnographischen bzw. interpretativen Unterrichtsforschung wird im nächsten Kapitel exemplarisch anhand von Ergebnissen aus dem Projekt »Neue Lehr-/Lernformen in der Fachweiterbildung Anästhesie- und Intensivpflege« verdeutlicht.[8] Bei der Fachweiterbildung Anästhesie- und Intensivpflege handelt es sich um eine zweijährige berufsbegleitende Aufstiegsfortbildung von Krankenschwestern und -pflegern im Umfang von 725 Theoriestunden (*Justizbehörde Hamburg* 2000). Das Problemorientierte Lernen stand im Mittelpunkt der in diesem Projekt durchgeführten curricularen Reformen.

[8] Das Projekt fand von 12/02 bis 4/05 unter der Leitung von Angela Boonen am Bildungszentrum des Universitätsklinikums Hamburg-Eppendorf statt. Es wurde finanziell von der Robert-Bosch-Stiftung unterstützt. Die Autorin leitete die Evaluation des Projekts.

3.3 Interpretative Unterrichtsforschung zum POL

Zwar wird in der Literatur mit dem problemorientierten Lernen primär das Ziel des situierten Wissenserwerbs verbunden, empirische Wirksamkeitsanalysen haben aber, wie oben bereits deutlich wurde, diese Hypothesen bislang nicht bestätigen können. Auch wenn die vorliegenden Studien methodische Defizite aufweisen, lässt sich eine hohe Übereinstimmung hinsichtlich der Ergebnisse zum Wissenserwerb dahingehend feststellen, dass POL-Studierende in den Abschlussexamina keine besseren, sondern sogar eher schlechtere Werte erzielen als konventionell ausgebildete Studierende. Welche Wirkhintergründe wurden nun bezüglich des Wissenserwerbs durch die qualitativen Analysen ermittelt?

Dargestellt werden in diesem Kapitel ausgewählte Ergebnisse der Analyse von Gruppengesprächen während der POL-Sitzungen. Diese wurden auf Tonband aufgenommen und transkribiert. Die Auswertung erfolgte anhand der Methode der Grounded Theory (*Glaser und Strauss* 1967, *Strauss* 1994), für die Feinanalyse wurden Aspekte der Gesprächsanalyse zugrunde gelegt (*Deppermann* 1999).

3.3.1 Ergebnisse

Bei der Analyse der Transkripte von POL-Sitzungen wurden zwei Typen der Gruppeninteraktion in den POL-Sitzungen identifiziert, nämlich reflexionsorientierte und aufgabenorientierte Gruppeninteraktionen. Diese beiden Typen sollen anhand von Auszügen aus dem Datenmaterial veranschaulicht werden.

Reflexionsorientierte Gruppeninteraktionen sind dadurch gekennzeichnet, dass in den Sitzungen kontrovers und vertiefend diskutiert wird. Die Teilnehmer bringen unterschiedliche Sichtweisen ein, hinterfragen die Positionen der anderen, begründen die eigene und gelangen dadurch zu neuen Erkenntnissen. In der ersten Sitzung artikulieren die Teilnehmer ihr Vorwissen, stellen Hypothesen auf, entwickeln Argumente, mit denen sie diese verifizieren oder falsifizieren können und identifizieren selbst Wissenslücken. In der zweiten Sitzung wird recherchiertes Wissen referiert, von den anderen Teilnehmern ergänzt und vertieft oder mit widersprüchlichen Ergebnissen konfrontiert und mit eigenen Praxiserfahrungen in Verbindung gebracht.

Beispielhaft für die Interaktion einer reflexionsorientiertern Kleingruppe in der ersten Sitzung ist die Interaktion zum Fall »Wer geht in Zimmer 4?«. In dem Fall steht ein Patient mit einem Guillain-Barré-Syndrom (GBS)[9] im Mittelpunkt, der

9 Beim GBS handelt es sich um eine postinfektiöse, autoimmunogene entzündliche Läsion der peripheren Nerven. Die Klinik ist durch aufsteigende, progrediente Lähmungen, sensible Störungen sowie durch eine Beteiligung des vegetativen Nervensystems gekennzeichnet. Nicht selten ist z. B. bei Befall der Atemmuskulatur intensivmedizinische Behandlung erforderlich (vgl. *Bertram et al.* 2000).

unter der Beatmung Anzeichen für Luftnot hat (»saugt die Luft mit einer starken Thoraxbewegung in sich hinein«, »ringt tachypnoeisch nach Luft«). In der folgenden Sequenz entwickeln die Teilnehmer Hypothesen für diese Beobachtung. Einige Hypothesen wurden bereits gesammelt, die Moderatorin/Tutorin[10] (L) fordert mit einem Impuls dazu auf, weitere Hypothesen zu generieren.

L[11]: »Und was kann bei der Luft auch sein?«
B: »Dass er kein Gefühl für den Thorax hat, also für die Luftröhre.«
A: »Also dass er nur denkt, dass er keine Luft kriegt?«
Tn: »Das ist diese, genau, dieses psychisch überlagert sein.«
B: »Aber wir können es ja nur ...«
L: »Das muss aber etwas spezieller sein, psychisch überlagert finde ich einen sehr weiten Begriff, also für mich heißt das auch, was weiß ich ...«

Teilnehmer B entwirft eine Hypothese, wonach der Patient aufgrund seiner Erkrankung nicht wahrnehmen kann, ob er genügend Luft bekommt oder nicht. Ein Teilnehmer fasst diese Hypothese in den Begriff »psychisch überlagert« und bringt damit eine typische, auf den Stationen verwendete Alltagsdeutung ein. Mit dem Label »psychisch überlagert« wird ausgesagt, dass ein Patient Gefühle erkennen lässt, die aus Sicht dessen, der das Label gebraucht, nicht angemessen sind. Diese Etikettierung führt häufig dazu, dass die Patienten nicht ernst genommen und diskreditiert werden. Die Moderatorin/Tutorin bemängelt, dass der Begriff nicht »speziell« genug sei und bewirkt dadurch, dass die Teilnehmer die psychosozialen Hintergründe nicht weiter untersuchen. Die Ebene des Etiketts wird überschritten, indem die Teilnehmer im weiteren Verlauf des Gesprächs differenzierte Überlegungen zu den Gründen des Patientenverhaltens anstellen. Im folgenden Abschnitt beschäftigen sich die Teilnehmer weiter mit der Wahrnehmung des Patienten. Die Hypothese, dass der Patient möglicherweise nicht spürt, ob er genügend Luft bekommt, kann nur dann zutreffend sein, wenn beim GBS auch sensible Nervenbahnen betroffen sind. Das wird von anderen Teilnehmern im Folgenden in Frage gestellt.

---

[10] Zu Beginn des Projekts »Neue Lehr-/Lernformen in der Fachweiterbildung Anästhesie- und Intensivpflege« nahmen die Tutoren zugleich die Rolle der Moderatoren wahr. Dies widerspricht den Vorgaben zum POL, wie sie in der Literatur zu finden sind. Tatsächlich hat sich diese Vermischung als eher ungünstig erwiesen, da die Moderatoren/Tutoren den Prozess häufig stark steuerten und die Teilnehmer dadurch in der Konsumentenrolle verharrten. Aus diesem Grund wurde die Moderation später den Teilnehmern übertragen und die Tutoren fungieren seit dem ausschließlich als Lernbegleiter. Die obenstehenden Gesprächssequenzen wurden vor der Veränderung aufgezeichnet.

[11] L = Moderator/Tutor; A, B, Tn, ... = Verschiedene Teilnehmer

D: »Soll ich noch mal ergänzen, dass er einen Wahrnehmungsverlust hat, wobei die haben ja, die fühlen ja alles, die haben ja nur ...«
Tn: »Genau, mitkriegen, wie sein Thorax sich füllt, das tut er ja schon.«
A: »Er hat ja keine Hemiplegie, also er hat ja nur ...«
L: »Sicher?«
Tn: »Das, was sich an ihm bewegt, das spürt er ja, oder nicht?«
B: »Ich denke, die haben keine sensiblen Störungen, sondern nur motorische.«
A: »Da bin ich mir nicht sicher.«
B: »Das hat L. [Dozent] gesagt.«
Tn: »Ja?«
B: »Ja. Dass es eine motorische Störung ist und keine sensible Störung.«
A: »Also heißt das, wenn man sie anfasst ...«
B: »Genau.«
A: »Sie lagert, dass sie es mitkriegen?«
B: »Genau.«
A: »Aber ich weiß auch nicht, ob es bei jedem so ist, also ich könnte mich da nicht so hundertprozentig festlegen.«
Tn: »Ich gerade auch nicht.«
B: »Ich habe R. [Dozent] jetzt so verstanden, dass es eben nicht, also nicht sensible Störungen sind.«

Die Annahme, dass beim GBS auch die Sensibilität gestört ist, wird von einigen Teilnehmern verworfen. Ihrer Meinung nach ist nur das motorische, nicht das sensorische System betroffen (»die fühlen ja alles«). Sie berufen sich dabei auf den Dozenten in Neurologie. Andere Teilnehmer können sich nicht mit Sicherheit daran erinnern.

Tn: »Aber müssen wir, weil die haben doch auch immer diese Gelenkschmerzen, wenn du die in den Gelenken ...«
D: »Ja, aber das haben, kriegen sie dann auch vermehrt, wenn es praktisch wieder auf dem Rückweg ist, also auf dem Weg der Besserung, wenn die Lähmungserscheinungen wieder weggehen sozusagen, aber wenn es sozusagen komplett gerade gelähmt ist, bin ich mir jetzt nicht sicher, ob sie nicht auch Sensibilitätsstörungen haben oder Sensibilitätsverlust.«
Tn: »Machen wir mal ein Lernziel?«

Dass die Sensibilität erhalten bleibt, belegt ein Teilnehmer mit der Beobachtung, dass GBS-Patienten häufig über Schmerzen in den Gelenken klagen. Er bringt damit seine Erfahrungen bei der Pflege von GBS-Patienten in Zusammenhang mit der Frage nach dem Erhalt oder Nicht-Erhalt der Sensibilität und gelangt dadurch zu einer Einsicht. Eine andere Teilnehmerin führt diesen Gedanken weiter, indem sie feststellt, dass die Gelenkschmerzen erst dann auftreten, wenn sich der Zustand bessert und die Lähmungen zurückgehen. Sie zieht daraus den Schluss, dass möglicherweise im Vollstadium beide Systeme betroffen sind, im Verlauf der Heilung aber beide wieder funktionieren. Ob die Hypothese stimmt oder nicht bzw. ob der Patient seine Atmung spürt oder nicht, wäre demnach von der Krankheitsphase abhängig. Aus diesem unklaren Sachverhalt zieht ein Teilnehmer den Schluss, dass daraus ein Lernziel abgeleitet werden könnte. Im weiteren Verlauf des Gesprächs diskutieren die Teilnehmer u.a. die Vermutungen, dass es einen Unterschied zwischen Tiefen- und Oberflächensensibilität geben könnte und die Abhängigkeit der Sensibilität vom Krankheitsstadium.

In den analysierten Gesprächsausschnitten wird die Hypothese eines Teilnehmers, dass der Patient seine Atmung nicht spüren könne, von der Gruppe geprüft. Es werden sowohl Argumente vorgebracht, die für die Hypothese, als auch solche, die dagegen sprechen. Die Hypothese wird außerdem mit weiteren Informationen und Praxiserfahrungen verknüpft. In der Pflegepraxis übliche Etikettierungen (»psychisch überlagert«) werden nicht übernommen, sondern es werden die Hintergründe für das Patientenverhalten untersucht. Die Gesprächsimpulse kommen überwiegend aus der Gruppe selbst und seltener von der Moderatorin/Tutorin, d.h. die Gruppe setzt sich aktiv mit dem Gegenstand auseinander.

Aber auch wenn die Teilnehmer in der reflexionsorientierten Gruppeninteraktion ihre Deutungen erweitern, so wird doch das Erkenntnispotenzial des Falls durch die Gruppe nicht voll aufgeschöpft. Die Situation des Patienten wird primär aus biomedizinischer Perspektive gedeutet, die psychosoziale Lage des Patienten und die daraus resultierende Beziehungsdynamik zwischen dem Patienten und der Pflegeperson bleiben ausgeblendet, werden in der gesamten Sitzung nur am Rande thematisiert und schon gar nicht reflektiert. Es wäre die Aufgabe der Moderatorin/Tutorin gewesen, die Begrenztheit der Deutungen zu erkennen und den Teilnehmern zurückzumelden.

In der **aufgabenorientierten Gruppeninteraktion** arbeiten die Lernenden die vorgegebenen Schritte ab, ohne sich wirklich mit dem Fall und ihrem Wissen zu beschäftigen. Eine Auseinandersetzung wird zwar durch Impulse der Moderatoren/Tutoren angeregt, sie erfolgt dann aber eher reaktiv, es fehlt der eigenständige Konstruktionsprozess. In der ersten Sitzung nennen die Teilnehmer Punkte zu den jeweiligen POL-Schritten, sie bemühen sich jedoch nicht, die Zusammenhänge zu durchdenken. In der zweiten Sitzung sind die Teilnehmer häufig schlecht vorbereitet, haben in der Regel zwar recherchiert, sich das Wissen aber nicht angeeignet und lesen es daher vor. Unterschiedliche Ergebnisse werden nicht diskutiert. Nur wenige Teilnehmer beteiligten sich überhaupt am Gespräch. Im Folgenden wird eine »aufgabenorientierte Gruppeninteraktion« am Beispiel der ersten Sitzung zum Fall »Was ist los?« dargestellt. In dem Fall wird ein 30-jähriger Patient mit den Symptomen Schmerzen in der Magengegend, Kaltschweißigkeit, niedrige Herzfrequenz (HF = 40), niedriger Blutdruck (85/45 mm/Hg), unregelmäßig geformtes EKG, schnelle, angestrengte Atmung und galliges Erbrechen geschildert. Die Gruppe befindet sich in der Phase der Hypothesenbegründung/Lernzielformulierung. Die Sequenz beginnt mit einem Impuls der Moderatorin.

L: »Und zwar wart Ihr beim Rhythmus, gibt es da noch irgendwas?«
A: »Herzinsuffizienz hatten wir vor …«
C: »Schon mal durchgekaut.«
L: »Was wäre da noch wichtig zu wissen, was für ein, wie kommt man dahinter, der Patient ist kaltschweißig und er hat einen niedrigen Blutdruck. Wie, was, irgendwie können wir ja auch helfen, denke ich mal. Ich sage mal, ich glaube, dass ich dem helfen könnte mit zwei Handgriffen von der pflegerischen Seite, mit der Schweißigkeit und auch mit dem Blutdruck. Aber wie käme ich jetzt dahinter, dass ich diesen Mechanismus erkenne und dass ich das dann auch machen kann. Was muss ich wissen dafür?«
A: »Das meine ich, Blutdruck messen.«
B: »Routine ist, du gehst doch zu dem Patienten hin, dann schließt du ihn an ans Monitoring, dann machst du ihm eine Lagerung, eine vernünftige, kommt drauf an *wie*, also ich würde ihm den Oberkörper hoch, aber trotzdem die Beine hochpacken, weil er niedrigen Blutdruck hat und ihm irgendwie …«
L: »Wie, dann sitzt er so da?« (lachend, macht »Klappmesser« vor)
B: »Ja, aber auch so, dass der Bauch entlastet ist, weil er den Druck auf dem Magen hat.«
C: »Ja, Herzbett eben lagern.«

Die Moderatorin/Tutorin beginnt die Sequenz mit dem Impuls, sich mit dem Herzrhythmus des Patienten zu beschäftigen. Die Teilnehmer geben daraufhin an, vor kurzem erst die Herzinsuffizienz in der Fachweiterbildung bearbeitet zu haben. Dass die Aussage nicht nur als Information gemeint ist, sondern die Teilnehmer vermutlich darauf hinweisen wollen, dass sie schon gut über die Herzinsuffizienz Bescheid wissen und sie das Thema eher langweilt, wird im weiteren Verlauf des Gesprächs deutlich. Auf die erneute Frage der Moderatorin/Tutorin, wie Pflegende dem Patienten »mit zwei Handgriffen« helfen können, nennen die Teilnehmer Handlungsstandards und Routinemaßnahmen (Blutdruck messen, an den Monitor anschließen, lagern). Weitere Handlungsmöglichkeiten oder neue Hintergründe für das Patientenproblem der Herzrhythmusstörungen werden von den Teilnehmern nicht in Erwägung gezogen, d.h. sie nehmen den Impuls der Moderatorin/Tutorin nicht auf. Eine Teilnehmerin (B) entwickelt zwar Ideen für eine individuelle Lagerung, mit der sie den geschilderten Symptomen gerecht werden kann, kommt aber zu einem eher abstrusen, von der Moderatorin dementsprechend kommentierten Ergebnis. Eine andere Teilnehmerin bringt auch die Lagerungsideen in eine standardisierte Form: Herzbett.

D: »Dann legst ihm irgendwie einen nassen Lappen auf die Stirn.«
C: »Muss erst der Blutdruck ...« (unverständlich)
Er: »Ich mein, irgendwann kommt doch mal, da wird man ihm doch mal was geben dürfen oder, ich meine.«
D: »Zack, Flüssigkeit und den Schweiß weggewischt und gut ist.«
L: »Was war das? Was hast du gemacht?«
D: »Flüssigkeit angehängt und ...«
L: »Aber warum, da ...«
A: (lachend) »Wir hängen doch immer die Dinger an, wegen des Druckes.«
L: »Kannst du es erklären oder wäre das vielleicht so ne, was ihr daraus ...«
A: »Wir wollen ihm Volumen geben.«

In diesem Abschnitt führen die Teilnehmer weitere Maßnahmen an. Der »nasse Lappen« für die Stirn ist ein eher zynischer Einwurf angesichts der lebensbedrohlichen Situation des Patienten und kann als Hinweis darauf gedeutet werden, dass der Teilnehmer die Aufgabe nicht ernst nimmt, möglicherweise weil sie ihm aufgrund des gerade erfolgten Dozentenunterrichts zu dem Thema als zu einfach erscheint. Mit dem Vorschlag, Flüssigkeit zu geben, setzen die Teilnehmer dann das Sammeln von Standardmaßnahmen fort. Dass wenig Interesse oder geradezu Widerwillen vorhanden ist, sich weiter mit dem Fall auseinanderzusetzen und die feste Überzeugung besteht, mit »Flüssigkeit« das Problem gelöst zu haben, signalisiert Teilnehmer D durch die Behauptung »Zack, Flüssigkeit und den Schweiß weggewischt und gut ist«. Auf die Nachfragen der Tutorin/Moderatorin nach den Gründen für diese Intervention nennen die Teilnehmer Floskeln, wie »wegen des Drucks«, »Volumen« und »hängen wir doch immer an«, wodurch die Flüssigkeitsgabe als Routinehandlung bei niedrigem Blutdruck gekennzeichnet wird. Die widersprüchlichen Symptome des Patienten (niedrige Herzfrequenz und niedriger Blutdruck) werden von den Teilnehmern dabei nicht differenziert beurteilt.

L: »Oder wäre das vielleicht so ne ...«
Er: »Scheiße, nachher kriegt er ein Lungenödem und du hast das angehangen und kein Arzt hat das angeordnet.«
B: »Genau. Wir müssen immer erst mal auf die Ärzte warten. So.«

Der Einwand eines Teilnehmers, dass die Gabe von »Flüssigkeit« ein Lungenödem zur Folge haben könnte, führt nicht dazu, dass die Teilnehmer sich über Alternativen Gedanken machen, sondern zu einem Rückzug hinter die formale Zuständigkeit des Arztes. Die ärztliche Zuständigkeit wird als Argument dafür genutzt, dass sich Pflegende und damit auch die Teilnehmer der POL-Gruppe mit weiteren Zusammenhängen und daraus resultierenden Handlungen nicht auseinandersetzen müssen.

Die Gesprächsausschnitte belegen, dass die Teilnehmer in der »aufgabenorientierten Gruppeninteraktion« wenig oder kaum Bemühungen erkennen lassen, ihr vorhandenes Wissen zu erweitern oder zu hinterfragen. Sie geben sich mit Schemata, Standards und Routinen zufrieden, die mehr dahingesagt als hergeleitet werden und lassen sich davon auch nicht durch die Impulse der Moderatorin abbringen. Indem die Teilnehmer auf ihrem oberflächlichen Wissen beharren und die Notwendigkeit einer Vertiefung durch die Zurückweisung eigener Verantwortung verneinen, kommt der Prozess der Hypothesenbegründung und Lernzielgewinnung ins Stocken. Infolgedessen werden anspruchsvollere kognitive Lernprozesse im Sinne formal-operationalen Denkens (Was wäre, wenn ...?) nicht vollzogen, d.h. der Lerneffekt ist eher gering.

Welche Hypothesen über Wirkhintergründe zum Wissenserwerb können nun hieraus abgeleitet werden? Sowohl für die reflexionsorientierte als auch für die aufgabenorientierte Interaktion kann festgestellt werden, dass das Ausmaß an erworbenem Wissen im Verhältnis zum Frontalunterricht eher gering ist. In der reflexionsorientierten Gruppeninteraktion können die Teilnehmer aber Einsichten gewinnen und sich Fähigkeiten aneignen, die als mindestens ebenso wichtig zu bewerten sind, z.B. die Einsicht in die Perspektivität wissenschaftlichen und individuellen Wissens (etwa durch die Diskussion unterschiedlicher Rechercheergebnisse) oder die Fähigkeit zur kritischen Reflexion häufig routinisierter Praxis (durch Verknüpfung der Praxiserfahrungen mit dem recherchierten Wissen). Diese Erkenntnisse und Fähigkeiten sind deswegen so wichtig, weil den Teilnehmern der Fachweiterbildung die Routine- und Regelförmigkeit ihres alltäglichen Handelns oft nicht bewusst ist. Sie greifen im Berufsalltag eher zu Standardlösungen und suchen nicht gezielt nach alternativen, vielleicht angemesseneren Handlungsoptionen. Im Typus der aufgabenorientierten Gruppeninteraktion können die Teilnehmer nicht nur verhältnismäßig wenig Wissen, sondern auch kaum andere Einsichten und Fähigkeiten erlangen.

3.3.2 Zusammenfassung und Diskussion der Ergebnisse

Bei der vorgestellten Studie handelt es sich um eine Fallstudie, die sich lediglich auf eine Bildungseinrichtung bezieht. Die Verallgemeinerbarkeit der Ergebnisse ist daher begrenzt. Dennoch gibt die Studie Aufschluss über mögliche Lerneffekte und die Rezeption des Lernangebots durch die Teilnehmer der Fachweiterbildung.

In beiden Typen der Gruppeninteraktion ist, wie deutlich geworden sein dürfte, das Ausmaß an erworbenem Wissen geringer als im konventionellen Unterricht. Dieser Befund legt die Schlussfolgerung nahe, dass die Stärken des POL weniger im Bereich des Wissenserwerbs liegen, sondern dass damit vielmehr andere Fähigkeiten gefördert werden können wie Reflexions- und Deutungskompetenz, Selbstlernkompetenz und die Fähigkeit zur argumentativen Rede (*Darmann* 2004). Ob sich diese Fähigkeiten durch das POL tatsächlich besser als durch konventionellen Unterricht aneignen lassen, muss allerdings erst noch mittels feldexperimenteller Studien überprüft werden. Geht man davon aus, dass diese These zutrifft, so wäre es nicht sinnvoll,

Curricula ausschließlich oder größtenteils POL-gestützt zu konzipieren. Vielmehr wäre einem Curriculum der Vorzug zu geben, in dem sich unterschiedliche Lehr-/Lernformen ergänzen.

Zu ähnlichen Ergebnissen hinsichtlich des Wissenserwerbs kommen auch *Andrews und Jones* (1996) durch teilnehmende Beobachtung einer POL-Gruppe von elf Studierenden über einen Zeitraum von sechs dreistündigen Kleingruppensitzungen. Sie stellen fest, dass die Diskussionen häufig eher oberflächlich blieben, die Studierenden entscheidende Literatur nicht berücksichtigten und Schwierigkeiten hatten, die angemessene Tiefe des Wissens zu bestimmen. Zudem beobachten sie, dass die Studierenden eher darauf bedacht sind, Probleme zu lösen als sie zu identifizieren, Hypothesen aufzustellen und Hintergrundwissen zu erarbeiten.

Die Kategorien der reflexionsorientierten bzw. der aufgabenorientierten Gruppeninteraktion belegen außerdem die Bedeutung der Gruppenzusammensetzung für einen erfolgreichen Lernprozess. Je nachdem, in welcher Gruppe sich ein Lernender befindet, wird er mehr oder weniger lernen. Für die Umsetzung des POL folgt daraus, dass der Gruppenzusammensetzung besondere Aufmerksamkeit gewidmet werden muss. Sie sollte kontinuierlich evaluiert und ggf. rechtzeitig verändert werden, wobei dies gemeinsam mit der Lerngruppe entschieden werden muss.

Aus den Befunden zu verschiedenen Typen der Gruppeninteraktion kann des Weiteren abgeleitet werden, dass die Akzeptanz des POL bei den Teilnehmern variiert. Tatsächlich kommen die Teilnehmer in Interviews, die ebenfalls im Rahmen des Projekts am UKE geführt wurden, zu einer nur mittelmäßigen Einschätzung der Wirkungen des POL, während andere Lehr-/Lernformen, wie der Dozentenunterricht und der klinische Unterricht, deutlich besser beurteilt werden. Diese eher skeptische Haltung gegenüber dem POL steht im Widerspruch zu den in der Literatur rezipierten Befunden, wonach die Studierendenzufriedenheit beim POL deutlich höher ist als bei traditionellen Lehr-/Lernformen (*Wilkie* 2001). Diese Diskrepanz könnte etwa mit den Besonderheiten der Teilnehmer von pflegerischen Fachweiterbildungen (im Unterschied zu Studierenden) oder mit Mängeln bei den Studien (z.B. Selektionsbias) zusammenhängen.

3.4 Schlussbemerkung und Ausblick

Obwohl bereits eine Reihe von Studien zur Wirksamkeit des POL vorliegt, ist eine abschließende Aussage aufgrund methodischer Defizite bislang nicht möglich. Die Studien stimmen aber in dem Ergebnis überein, dass POL-Studierende hinsichtlich der Variable Wissenserwerb nicht besser abschneiden als konventionell ausgebildete Studierende. Die Vorteile des POL liegen nach den bisherigen Erkenntnissen eher im Bereich der klinischen Performanz, der Selbstlernkompetenz oder der Reflexionsfähigkeit. Allerdings beziehen sich die Evaluationsstudien bisher ausschließlich auf die akademische Berufsbildung und dort vor allem auf die Medizinerausbildung im englischen Sprachraum und können nur bedingt auf die deutsche Pflegeausbildung übertragen werden. Wirksamkeitsstudien zum POL in der bundesdeutschen Pflegeausbildung sind bisher noch nicht durchgeführt worden und erfordern ein höheres Budget als es hierzulande für die Pflegeausbildungsforschung bereitgestellt wird. Ansatzpunkte für die Verbesserung von feldexperimentellen Studiendesigns wurden ebenso dargestellt wie die systematischen Begrenzungen der quantitativen Ergebnismessung. Um die Auswirkungen des POL auf individuelle Lerner, Wirkhintergründe und die relevanten Wirkungen überhaupt erfassen zu können, sind zunächst ethnographische Studien unabdingbar. Auch eine qualitative Analyse von Kleingruppengesprächen kam zu dem Ergebnis, dass beim POL Effekte weniger beim Wissenserwerb, als vielmehr bei den Handlungskompetenzen, wie Reflexions-, Deutungs- und Selbstlernkompetenz, zu erwarten sind. Des Weiteren ergab die Studie, dass der Lerneffekt beim POL von der jeweiligen Gruppenzusammensetzung abhängig ist. Der Beitrag und die referierten Ergebnisse der quantitativen und qualitativen Studien verdeutlichen, dass erst durch die Kombination von qualitativen und quantitativen Studien sowohl aussagekräftige als auch repräsentative Ergebnisse zu erwarten sind. Derzeit sind die Forschungsergebnisse zum POL noch sehr widersprüchlich und werfen mehr Fragen auf als sie beantworten.

Literatur

Andrews, M.; Jones, P. R. (1996): Problem-based learning in an undergraduate nursing programme: a case study. In: Journal of advanced nursing, 23/96, S. 357–365.

Bertram, M.; Bartik, R.; Hacke, W. (2000): Intensivpflege von Patienten mit Guillain-Barré-Syndrom. In: Intensivmedizin und Notfallmedizin, 37(3)/00, S. 239–243.

Campell, D. T. (1969): Reforms as experiments. In: Am Psycol, 24/69, S. 409–429.

Center for Reviews and Dissemination (2003): Problem based learning in continuing medical education: A review of controlled evaluation studies (structured abstract).

Cohen, J. (1988): Statistical Power Analysis für the Behavioral Science. Lawrence Erlbaum Associates, 2nd Edition. Hillsdale NJ.

Colliver, J. A. (2000): Effectiveness of problem-based learning curricula. Research and theory. In: Academic Medicine, 75/00, S. 259–266.

Cook, T. D.; Matt, G. E. (1990): Theorien der Programmevaluation – Ein kurzer Abriss. In: Koch, U.; Wittmann, W. W. (Hrsg.): Evaluationsforschung. Bewertungsgrundlage von Sozial- und Gesundheitsprogrammen. Springer, Berlin. S. 15–38.

Darmann, I. (2004): Problemorientiertes Lernen – Transfer durch die Erweiterung von Situationsdeutungen. In: PrInterNet, 6(9)/04, S. 461–467.

Deppermann, A. (1999): Gespräche analysieren. Leske+Budrich, Opladen.

Glaser, B.; Strauss, A. L. (1967): The Discovery of Grounded Theory Analysis. Strategies for Qualitative Research. Aldine Publ. Co., New York.

Justizbehörde der Freien und Hansestadt Hamburg (2000): Amtlicher Anzeiger, Teil III des Hamburgischen Gesetz- und Verordnungsblattes; Fortbildungs- und Prüfungsordnung zur Fachkrankenschwester/zum Fachkrankenpfleger und zur Fachkinderkrankenschwester/zum Fachkinderkrankenpfleger für Intensivpflege und Anästhesie.

Kromrey, H. (1995): Evaluation. Empirische Konzepte zur Bewertung von Handlungsprogrammen und die Schwierigkeiten ihrer Realisierung. In: ZSE, 15(4)/95, S. 313–336.

Meer, K. van den (1994): Problemorientiertes Lernen. In: Schwarz-Govaers, Renate (Hrsg.): Standortbestimmung Pflegedidaktik. Referate zum 1. Internationalen Kongress zur Didaktik der Pflege. Kaderschule für die Krankenpflege, Aarau. S. 81–93.

Mennin, S. P.; Friedman, M.; Skipper, B.; Kalishman, S.; Snyder, J. (1993): Performances on the NBME I, II and II by medical students in the problem-based learning and conventional tracks at the University of New Mexico. In: Academic Medicine, 68/93, S. 616–624.

Miller, S. (2003): A Comparison of Student Outcomes Following Problem-Based Learning Instruction versus Traditional Lecture Learning in a Graduate Pharmacology Course. In: Journal of the American Academy of Nurse Practitioners, 15(12)/03, S. 550–556.

Moore, G. T.; Black, S. D.; Style, C. B.; Mitchell, R. (1994): The influence of the New Pathway Curriculum on Harvard medical students. In: Academic Medicine, 69/94, S. 983–989.

NBME (2005). http://www.nbme.org/default.asp, Zugriff Februar 2005

Richards, B. F.; Ober, P.; Dariaga-Lo, L. (1996): Ratings of students' performances in a third-year internal medicine clerkship: a comparison between problem-based and lecture-based curricula. In: Academic Medicine, 71/96, S. 187–189.

Schmidt, H. G. (1993): Foundations of problem-based learning: some explanatory notes. In: Medical Education, 27/93, S. 422–432.

Schwarz-Govaers, R. (2003): Problemorientiertes Lernen – neuer Wein in alten Schläuchen oder eher alter Wein in neuen Schläuchen? In: PrInterNet, 5(1)/03, S. 36–45.

Schwarz-Govaers, R. (2002): Problemorientiertes Lernen in der Pflegeausbildung. In: PrInterNet, 4(2)/02, S. 30–45.

Scriven, M. (1980): The logic of evaluation. Edge-press, Inverness CA.

Smits, P. B.; Verbeek, J. H.; Buisonje, C. D. de (2002): Problem based learning in continuing medical education: a review of controlled evaluation studies. In: BMJ, 324/02, S. 153–157.

Strauss, A. (1994): Grundlagen qualitativer Sozialforschung. Fink, München.

Wilkie, K. (2001): Das Wesen des problemorientierten Lernens. In: Glen, S.; Wilkie, K.: Problemorientiertes Lernen für Pflegende und Hebammen. Huber, Bern. S. 37–64.

Wittneben, K. (2003): Pflegekonzepte in der Weiterbildung für Pflegelehrerinnen und Pflegelehrer. 5. Aufl. Lang, Frankfurt/Main.

4 Problemorientiertes Lernen – Transfer durch die Erweiterung von Situationsdeutungen

Ingrid Darmann-Finck

Das problemorientierte Lernen (POL) stellt grundsätzlich ein vielversprechendes Lehr-/Lernkonzept zur Förderung transferfähigen Wissens und Könnens dar. Die Schüler erarbeiten sich anhand von Fällen, die komplexe pflegeberufliche Problemsituationen[12] beinhalten, und mit einer vorgegebenen methodischen Struktur (»Siebensprung«) selbst gesteuert das zum Verständnis oder zur Lösung des Falles notwendige Wissen. Der »situierte« Erwerb von Wissen, also die Verknüpfung des zu erwerbenden Wissens mit Situationen aus der Berufswirklichkeit, soll den Transfer theoretischen Wissens in die Praxis befördern (vgl. *Mandl et al.* 1993; *Reetz* 1996). POL ist aber nicht gleich POL, vielmehr lassen sich unterschiedliche Ausrichtungen unterscheiden, die jeweils spezifische Ausbildungsziele verfolgen. In diesem Artikel wird ein POL-Ansatz vorgestellt und begründet, mit dem insbesondere der Erwerb von Deutungswissen und die Förderung hermeneutischen Fallverstehens angeregt werden soll. In den meisten Veröffentlichungen zum POL wird demgegenüber der Schwerpunkt auf die Problemlösung (z. B. im Zusammenhang mit dem Konzept des Evidence-based Nursing, vgl. *Brinker-Meyendriesch* 2003, *Werbke* 2001) oder auf den Erwerb von kontextbezogenem Wissen gelegt (z. B. *van Meer* 1994). Gemeinsam ist den letzteren Ansätzen, dass sie die Problemdefinition und -deutung vernachlässigen oder den Eindruck erwecken, die Deutung könne technizistisch durch Anwendung des »richtigen« Wissens erfolgen. Diese Begrenzungen lassen sich u. a. darauf zurückführen, dass die Fallsituationen von einem reduktionistischen objektivistischen Pflegeverständnis geprägt sind. Um Fähigkeiten zur reflexiven Deutung von Pflegesituationen fördern zu können, muss bei der Konstruktion von Fallsituationen stattdessen ein interaktionistisches Pflegeverständnis zugrunde gelegt werden. Beim interaktionistischen Pflegeverständnis wird davon ausgegangen, dass die Pflegenden auf komplexe Pflegesituationen treffen, die einer Deutung bedürfen. Diese Deutung ist aufgrund einer Vielfalt möglicher Deutungen stets unsicher und die letztendlich erlangte Deutung muss mit den Patienten und anderen an der Pflege Beteiligten ausgehandelt werden. Die Fallsituationen sind vor diesem Hintergrund interdisziplinär und multidimensional anzulegen.

Im Folgenden wird die Kritik an bestehenden POL-Konzepten exemplarisch durch die Analyse eines POL-Falles veranschaulicht, anschließend wird die interaktionistische Sichtweise eingeführt und die Notwendigkeit eines interpretativen und reflexiven Praxisverständnisses begründet. Vor diesem theoretischen Hintergrund werden

[12] Die Begriffe der »Situation« und der »Situationsdefinition« oder »-deutung« u. Ä. werden hier im Anschluss an den Symbolischen Interaktionismus verstanden (vgl. *Blumer* 1973, *Thomas* 1965).

die Chancen des Problemorientierten Lernens erläutert und Schlussfolgerungen für die Fallentwicklung und die Durchführung der Fallbearbeitung gezogen. In diesem Beitrag werden Erkenntnisse verarbeitet, die im Rahmen der Evaluation des Projektes »Neue Lehr-/Lernformen in der Weiterbildung Anästhesie- und Intensivpflege« am Bildungszentrum des Universitätsklinikums Hamburg-Eppendorf entstanden sind. Sowohl die Evaluation als auch die Durchführung des Projekts wurden von der Robert-Bosch-Stiftung gefördert.[13]

4.1 Analyse eines POL-Falles

Beispielhaft soll ein in der Zeitschrift PflegePädagogik veröffentlichter Fall untersucht werden (*Bögemann-Großheim et al.* 1999:8):

> Frau Roth, 76 Jahre, liegt seit drei Tagen im Krankenhaus. Schon längere Zeit hustet sie und schnappt hin und wieder nach Luft. Sie ist immer weniger belastbar. Sie selber schiebt dies auf ihr Alter zurück. Sie geht einfach ungern zum Arzt. Vorige Woche wurde sie langsam unruhig. Sie hat dicke Füße bekommen. Am Ende des Tages sind ihre Füße und Unterschenkel ganz dick geschwollen. Morgens ist die Schwellung zwar weniger, aber nicht weg. In der Nacht muss sie mehrmals zur Toilette, was sie sehr hindert. Ihr Hausarzt hat sie zur Abklärung ins Krankenhaus geschickt. Sie liegt das erste Mal im Krankenhaus und ist schon ganz nervös: Sie denkt: »Was kommt alles auf mich zu?«

Folgende Zielvorstellungen waren nach Angaben der Autorinnen bei der Entwicklung des Falls intendiert:

> »(1) die Symptomatik der Luftnot und des Hustens im Zusammenhang mit einer Herzerkrankung sehen; (2) die Symptomatik einer Linksherzinsuffizienz verstehen und die Entwicklung einer Rechtsherzinsuffizienz erklären sowie Zusammenhänge herstellen; medizinisch-therapeutische Behandlungsmöglichkeiten kennen und deren Bedeutung verstehen; (3) den Zusammenhang zwischen den Ödemen und der Nykturie verstehen; (4) nachvollziehen, wie die Patientin selbst ihre Situation beurteilt; (5) die Aufnahmesituation im Krankenhaus reflektieren; (6) die Rolle als Patientin einschätzen und Möglichkeiten des Beziehungsaufbaus diskutieren; (7) den Pflegebedarf der Patientin einschätzen.« (*Bögemann-Großheim et al.* 1999:8)

[13] Das Projekt wurde von Angela Boonen, Leiterin der Fachweiterbildung Anästhesie- und Intensivpflege am Bildungszentrum des Universitätsklinikum Hamburg-Eppendorf, und Doris Thömen-Suhr (freie Mitarbeiterin) entwickelt. Die Autorin leitete die wissenschaftliche Evaluation (2003–2005).

Fall und Ziele lassen ein Pflegeverständnis erkennen, bei dem der Gegenstand der Pflege in einem Menschen mit einem Krankheitsbild und einer bestimmten psychischen Problemlage besteht. Wie aus den Zielen der Autorinnen hervorgeht, sollen die Schüler anhand des Falles ein bestimmtes biomedizinisches Regelwissen erarbeiten und außerdem z.B. den Pflegebedarf einschätzen und Möglichkeiten des Beziehungsaufbaus diskutieren. Die komplexe Pflegesituation wird dabei auf Einzelprobleme reduziert, die entweder stärker naturwissenschaftlich oder sozialwissenschaftlich beleuchtet werden sollen. Durch diese Konstruktion wird eine fragmentierte Betrachtung der Pflegesituation begünstigt.

Anhand eines solchen Falles wird aber nicht nur ein reduziertes Pflegeverständnis vermittelt, sondern er ist aufgrund dieses Reduktionismus auch nicht geeignet, die Schüler zur Deutung von Pflegesituationen sowie zur Gewinnung von daran orientierten Pflegezielen und -handlungen zu befähigen. Dies lässt sich darauf zurückführen, dass der Fall erstens durch Vorwegnahme von Deutungen nicht deutungsoffen und dass er zweitens nicht genügend komplex ist.

Die Vorwegnahme von Deutungen entsteht, weil die Situation von einem quasi allwissenden Erzähler geschildert wird. Dieser weiß z.B., was die Patientin denkt und bisher gedacht hat. Solche Informationen liegen den Pflegenden normalerweise, zumindest in dieser Deutlichkeit, nicht vor. Sie haben es mit offenen Pflegesituationen zu tun, in denen sie zunächst Beobachtungen in Form von verbalen Äußerungen der Patienten sowie optischen, akustischen, taktilen und olfaktorischen Wahrnehmungen machen. Diese Beobachtungen bedürfen einer Deutung. Im Unterschied zur Realität werden im vorliegenden Fall die Deutungen quasi schon mitgeliefert, indem wir erfahren, dass die Patientin nervös ist und ungern zum Arzt geht. In der Berufswirklichkeit würden die Pflegenden möglicherweise auf eine Patientin treffen, die ständig danach fragt, welchen Sinn diese und jene Pflegehandlung macht, was bei den Untersuchungen herausgekommen ist oder was diese oder jene Beschwerden bedeuten. Bei der Deutung eines solchen Verhaltens könnten die Pflegenden je nach Vorannahmen zu sehr unterschiedlichen Ergebnissen kommen.

Der zweite Einwand betrifft die mangelnde Komplexität des Falls bzw. die Eindimensionalität möglicher Deutungen. Zwar ist die Möglichkeit, den Fall aus wechselnden Perspektiven zu betrachten, insofern gegeben, als der Fall sowohl die Perspektive der Patientin als auch die Perspektive der Pflegenden beinhaltet. Diese Perspektive ist aber insofern eingeschränkt, als für die im Fall enthaltenen, noch nicht gedeuteten Probleme, nämlich

- schon seit längerem hustet Frau Roth und schnappt hin und wieder nach Luft,
- seit voriger Woche hat Frau Roth geschwollene Füße und Unterschenkel,
- seit voriger Woche muss Frau Roth nachts mehrmals zur Toilette,

nur eine ganz bestimmte Hypothese in Frage kommt: die Linksherzinsuffizienz und die sich entwickelnde Globalinsuffizienz der Patientin. Weitere Hypothesen sind angesichts der geschilderten Symptomkombination unwahrscheinlich und wurden von den Fallautorinnen, wie die Zielvorstellungen verdeutlichen, auch nicht intendiert. Dieser Perspektivenmangel bzw. Mangel an Deutungsalternativen führt dazu, dass anhand dieses Falles primär Wissen zu den Themen »Linksherz- und Globalinsuffizienz« erworben werden kann, Fähigkeiten zur Differenzialdiagnostik oder zur Deutung von Situationen dagegen nur bedingt entwickelt werden können. Auch der Theorie-Praxis-Transfer ist nicht gewährleistet, da der Fall lediglich die in der Literatur genannten klassischen Symptome enthält und insofern gerade nicht die Praxis widerspiegelt, sondern lediglich ein leicht kontextualisiertes Krankheitsbild anbietet.

Aufgrund der mangelnden Offenheit und der geringen Komplexität des Falles wird der Eindruck vermittelt, als ob eine Situationsdeutung durch technokratische und deduktive Anwendung des »richtigen« Wissens zustande käme. Ein solches technokratisches Anwendungsverständnis entspricht aber nicht dem Anspruch einer professionellen Pflege, wonach das Wissen bei der Deutung von Pflegesituationen reflexiv zu verwenden ist.

4.2 Hinwendung zu einem reflexiven Anwendungsverständnis

Nach einer der Grundannahmen des symbolischen Interaktionismus und des Konstruktivismus handeln wir stets aufgrund der Bedeutungen, die wir Dingen und Beziehungen zuschreiben (vgl. *Blumer* 1973).[14] Das heißt, unser Verhalten ist das Ergebnis interpretativer Leistungen und nicht etwa zwingend aus einer bestimmten situativen Konstellation abzuleiten. Welche Bedeutung wir Dingen und Beziehungen zuschreiben, ist abhängig von unseren Vorerfahrungen, unserem aktuellen Befinden und von der sozialen Interaktion mit anderen Menschen (vgl. *Reich* 2002:18ff). Wir geben uns dann mit unseren Deutungen zufrieden, wenn sie »viabel«, d.h. brauchbar oder funktional sind, und wenn wir mit der von uns gefundenen Deutung gute Erfahrungen machen. »Handlungen, Begriffe und begriffliche Operationen sind dann viabel, wenn sie zu den Zwecken ... passen, für die wir sie benutzen« (*von Glasersfeld* 1997:43). Die Viabilität von Wissen wird aber nicht nur subjektiv entschieden, sondern auch in der Interaktion mit anderen ausgehandelt. Deutungen werden verifiziert oder falsifiziert, indem wir auf ihrer Grundlage probeweise handeln und anschließend prüfen, ob das Ergebnis den angestrebten Zwecken entspricht oder nicht. Der Interaktionismus nimmt Abschied von der Vorstellung eines objektiven Wissens über die Realität, stattdessen wird von der Konstruktivität und von der sozialen Konstitution von Erkenntnis ausgegangen.

[14] Die Deutungen bestehen in einer »mehr oder weniger klaren Vorstellung von den Bedingungen und ... [dem] Bewusstsein der Einstellungen. Die Situationsdefinition ist eine notwendige Voraussetzung für jeden Willensakt, denn unter gegebenen Bedingungen und mit einer gegebenen Kombination von Einstellungen wird eine unbegrenzte Vielzahl von Handlungen möglich, und eine bestimmte Handlung kann nur dann auftreten, wenn diese Bedingungen in einer bestimmten Weise ausgewählt, interpretiert und kombiniert werden und wenn eine gewisse Systematisierung dieser Einstellungen erreicht wird, so dass eine von ihnen zur vorherrschenden wird und andere überragt« (*Thomas* 1965:85, zit. nach *Brumlik* 1989:768).

Vielen Pflegeauszubildenden und ausgebildeten Pflegenden ist die Konstruktivität und Perspektivität ihrer Deutungen aber nicht bewusst, sie ziehen für pflegerische Beobachtungen Standarddeutungen heran und halten ihre Deutung und damit auch die von ihnen gewählte Handlung für die »Wahrheit«. Häufig fragen sie gar nicht erst nach den Ursachen für die von ihnen beobachteten Phänomene, wie z. B. Untersuchungen zur Nahrungsverweigerung gezeigt haben (vgl. *Norberg et al.* 1993). Dies ist umso bedenklicher, als die Fähigkeiten von Patienten, an der Interaktion über mögliche Deutungen teilzunehmen, zum Teil extrem eingeschränkt sind und Pflegende daher in vielen Situationen die Macht haben, ihre Deutungen und Handlungen durchzusetzen, auch wenn sie aus Sicht der Patienten möglicherweise nicht viabel sind (vgl. *Darmann* 2000). Dass Pflegende (und nicht nur sie) ihre Deutungen unkritisch für wahr halten, hängt mit den Möglichkeiten menschlichen Erkennens zusammen.

Tatsächlich erfolgen nämlich Prozesse der Deutung und der Überprüfung von Deutungen normalerweise weitgehend unbewusst. Dies gilt in der Pflege insbesondere für Pflegeexperten, also für Pflegende, die durch langjährige Erfahrung die Fähigkeit erworben haben, in komplexen Pflegesituationen schnell zu einem Urteil zu gelangen. Sie handeln auf der Grundlage von nicht be-wusstem und auch nicht gewusstem berufspraktischem Erfahrungswissen, so genanntem »tacit knowledge«[15], welches ihnen in Pflegesituationen ein schnelles Wiedererkennen von paradigmatischen Fällen bzw. Mustern und eine unmittelbare Umsetzung dieser Deutung in Handeln erlaubt (vgl. *Benner* 1994). Der Prozess, mit dem Einzelheiten zu einem ganzheitlichen Urteil der Situation integriert werden, bezeichnet *Polanyi* als »implizite Integration« (*Neuweg* 1999:169). Durch diese (unbewusste) Integration gelingt es dem Experten, unterschiedliche Wissensformen etwa über allgemeine Handlungsregeln bzw. theoretisches Wissen und Erfahrungswissen über die Besonderheiten des Einzelfalls vor dem Hintergrund der von ihm erlebten Vergleichsfälle zu vernetzen. Nach den Studien von *Benner* (1994) zum Kompetenzerwerb von Pflegenden lassen sich Pflegeexperten nicht durch logische Prozeduren, formales Wissen oder technisch produzierte Daten einengen. Pflegeexperten gelangen intuitiv zu einem Urteil und »spüren ... deutlich, wann sie eine Situation gut verstanden haben, und sie fühlen sich unbehaglich, wenn dies nicht der Fall ist« (*Benner et al.* 1998:52). In dieser Abwesenheit bewussten Denkens im Prozess der Urteilsbildung liegt jedoch die Gefahr, zwar schnell etwas zu tun, aber nicht unbedingt das Richtige oder das Beste zu tun. Implizites Wissen ist nicht unfehlbar, im Gegenteil – es ist dadurch, dass es der bewussten kritischen Prüfung entzogen ist, irrtumsanfällig und kann bei langjähriger Tätigkeit sowohl zu einer mangelnden Berücksichtigung neuer wissenschaftlicher Erkenntnisse als auch sich verändernder Kontextfaktoren und damit zu Erstarrung und Routinisierung führen. Deutlicher als dies etwa bei *Benner* der Fall ist, muss daher herausgestellt werden, dass sich Experten dadurch auszeichnen müssen, dass sie zur Reflexion und Korrektur der ihren Deutungen »impliziten Tunnelperspektiven« (*Neuweg* 1999:346) in der Lage sind.

---

[15] Dieser Begriff stammt von *Polanyi* (1958).

Ansatzpunkte zur Konzeption dieser reflexiven Kompetenz liefert *Schön* (1983), der sich ebenfalls mit dem intuitiven Handeln beschäftigt, das er als »knowing-in-action« bezeichnet. *Schön* unterscheidet zwei Formen der Reflexion des Expertenhandelns, nämlich »reflection-in-action« (Reflexion in der Handlung) und »reflection-on-action« (Reflexion über die Handlung). Bei der »Reflexion in der Handlung« handelt es sich um eine intuitive Alternativinterpretation, die der Handelnde aufgrund des Gefühls, dass »etwas nicht stimmt«, entwickelt. Durch diese Form der Reflexion wird die Primärhandlung nicht unterbrochen, sie erfordert Bewusstseinsbeteiligung, ist aber nicht unbedingt sprachgebunden. Die Reflexion-in-der-Handlung ist von zentraler Bedeutung für die Vermeidung von standardisierten bzw. für das Gewinnen von situationsangepassten Urteilen. Eine reflexive Haltung wird begünstigt, wenn Pflegende über ein großes Repertoire an (Deutungs-)Wissen über pflegerische Phänomene verfügen, offen gegenüber neuen Erkenntnissen sowie bereit sind, ihre bisherigen Deutungen zu verändern, wenn sie nicht verifiziert werden oder wenn andere an der Situation Beteiligte andere Sichtweisen vorbringen. Damit Alternativdeutungen nicht erst dann entwickelt werden, wenn in einer Situation bereits erhebliche Probleme entstanden sind, müssen außerdem die Fähigkeiten zur Selbstkritik und Urteilsvorsicht gegeben sein. Dies schließt ein Bewusstsein von der Konstruktivität und Perspektivität von Deutungen ein (vgl. *Siebert* 1999:114, *Stemmer* 2001).

Die »Reflexion in der Handlung« kann in »Reflexion über die Handlung« übergehen (vgl. *Schön* 1983:276ff). Letztere findet außerhalb des Handlungsprozesses, also retrospektiv oder auch in einer kurzen Handlungspause statt; das zugrunde liegende Wissen wird explizier- und damit auch analysierbar. *Polanyi* versteht unter expliziter Reflexion, dass die vormals dem Handelnden nicht bewussten Inhalte in den Blick genommen und einer Analyse unterzogen werden. Anschließend wird eine erneute Situationsdeutung in Form einer Gesamtwahrnehmung vorgenommen (vgl. *Neuweg* 1999:351ff). Der Prozess ist spiralförmig strukturiert und erfolgt nicht nur einmal, sondern wird mehrfach wiederholt. Die Sicht auf das Ganze wird dabei, wie beim hermeneutischen Zirkel, immer elaborierter. Durch das Wechselspiel von Analyse und Integration wird eine zunehmende Anpassung der Deutung an die Gegebenheiten der Situation erreicht.[16] Reflexion in der Handlung und Reflexion über die Handlung beschreiben unverzichtbare Fähigkeiten von beruflich Pflegenden, welche einer systematischen Förderung in der Pflegeaus-, -fort- und -weiterbildung bedürfen. Einen Ansatzpunkt hierfür stellt das Problemorientierte Lernen dar. Die Umsetzung dieser Intention setzt allerdings voraus, dass bei der Konstruktion des Falls stärker bildungstheoretische Kriterien berücksichtigt und die Bearbeitungsschritte (»Siebensprung«) im Sinne des Fallverstehens gestaltet werden.

[16] Mit diesen Ausführungen soll nicht der Eindruck erweckt werden, als sei pflegerische Erkenntnisbildung vollständig der bewussten Reflexion zugänglich. Vielmehr muss davon ausgegangen werden, dass stets auch unbewusste Annahmen und Motive sowie vorsprachliche und leibliche Formen der Erkenntnisbildung, die dem Bewusstsein nicht ohne Weiteres zugänglich sind, Einfluss haben (vgl. *Böhnke* 2001).

4.3 Fallkonstruktion

Viele Ansätze zum problemorientierten Lernen sind einseitig methodenlastig und widmen sich zu wenig der didaktischen Legitimation der Problemsituationen, anhand derer die Lernenden Wissen und Fähigkeiten erwerben sollen. Weder das zugrunde liegende Pflegeverständnis noch das Theorie-Praxis-Verhältnis werden reflektiert. Mit dem Bildungspotenzial unterschiedlicher Pflegebegriffe beschäftigt sich *Wittneben* (2003) in ihrer kritisch-konstruktiven Didaktik der Krankenpflege. Sie argumentiert, dass das Bildungspotenzial pflegerischer Themen umso größer ist, je weiter der zugrunde liegende Pflegebegriff gefasst wird. Um reflexive Deutungskompetenz zu fördern, ist beispielsweise ein krankheitsorientiertes Pflegeverständnis nicht hinreichend. Vielmehr ist ein interaktionsorientiertes Pflegeverständnis zugrunde zu legen (vgl. *Darmann* 2002). Nach dem interaktionistischen Pflegeverständnis stehen offene und komplexe Pflegesituationen, nicht Krankheitsbilder, im Mittelpunkt pflegerischen Handelns. Die Pflegesituationen bedürfen einer Deutung bzw. Definition durch die Beteiligten. Dabei sind i.d.R. vielfältige Deutungen möglich.

In Bezug auf die Gestaltung von Fallsituationen für das problemorientierte Lernen bedeutet dies, dass ungedeutete Pflegephänomene, wie z.B. Unruhe, Schmerzen, muskuläre Verspannungen, Atemnot, Übelkeit, mangelnde Ansprechbarkeit oder Inkontinenz, und Pflegehandlungen in einen medizinischen, persönlichen, institutionellen und gesellschaftlichen Kontext eingebettet werden müssen. Dabei sind die Fallsituationen umso komplexer, je mehr Verknüpfungen zwischen den situativen Phänomenen, den Bedingungen und den Wissensbeständen der Lernenden hergestellt werden können. Innerhalb dieses pflegetheoretischen Rahmens werden etwa biomedizinische und psychologische Konstrukte als mögliche Kategorien für die Deutung von Pflegesituationen aufgefasst, die Deutung wird aber als vorläufig und verifizierungsbedürftig betrachtet. Dieser Anspruch an die Gestaltung von Fallsituationen soll anhand eines alternativen Falles aus dem Handlungsfeld, aus dem auch das Beispiel von *Bögemann et al.* stammt, verdeutlicht werden.

Als Pfleger Martin Maaß seinen Nachtdienst auf der internen Station beginnt, erfährt er, dass Frau Roth, 76 Jahre, wegen einer Linksherzinsuffizienz und einer sich abzeichnenden Globalinsuffizienz aufgenommen wurde. Nach Anordnung des Stationsarztes habe sie Novodigal und Lasix erhalten. Als Martin Maaß seinen abendlichen Rundgang macht, trifft er Frau Roth in der Nasszelle des Nachbarzimmers an, wo sie schwer atmend und hustend vor dem Wachbecken steht und sich mit beiden Armen abstützt. Die kleine, etwas übergewichtige Frau trägt Antithrombosestrümpfe, wobei der rechte Strumpf in der Kniekehle endet und die Füße gerade eben in die Hausschuhe passen. Als Frau Roth Martin Maaß bemerkt, dreht sie sich um und sagt: »Guten Abend, Herr Doktor, es ist alles in Ordnung!« »Oh«, stockt Martin Maaß, als er registriert, dass sich unter Frau Roth eine Urinlache ausbreitet.

In dem Fall werden verschiedene Pflegephänomene/Pflegeprobleme beschrieben, die einer Deutung bedürfen – etwa, dass Frau Roth in der Nasszelle des Nachbarzimmers angetroffen wird, also offenbar örtlich nicht orientiert ist, oder dass sie schwer atmet und hustet. Um zu einer Deutung dieser Phänomene zu gelangen, müssen die Lernenden Kontextinformationen heranziehen: etwa den medizinischen Kontext (dass Frau Roth an einer Linksherz- und einer sich abzeichnenden Globalinsuffizienz erkrankt ist und Standardtherapeutika erhalten hat), den persönlichen Kontext berücksichtigen (z.B. dass die 76-jährige Frau Roth neu auf der Station aufgenommen wurde) und ihr Vorwissen aktualisieren (etwa zu den Themen Arteriosklerose, Wirkungen von Diuretika oder Auswirkungen von örtlichen Veränderungen auf die Orientierung von alten Menschen). Durch Kombination der Informationen können vielfältige Hypothesen für die beobachteten Phänomene gefunden werden. Zugleich geschieht die Entwicklung von Hypothesen aber auch nicht willkürlich, denn die Hypothesen müssen im Rahmen der gegebenen Informationen plausibel sein. Im Unterschied zum zuvor analysierten Fall können weder eine einzig »wahre« Deutung noch eine einzig »richtige« Pflegestrategie ermittelt werden – sie bleiben letztlich offen und müssten in der Situation evaluiert werden.

Um die Entwicklung von Deutungen für Pflegesituationen und die in ihnen enthaltenen Teilprobleme anzuregen, sind auch die methodischen Handlungsmuster des problemorientierten Lernens anders auszulegen als sonst.

4.4 Gestaltung der Handlungsmuster

Reflexive Deutung kann nur erlernt werden, indem die Lernenden tun, was sie lernen sollen, indem sie also ihre Deutung von Praxissituationen reflektieren und alternative Deutungen entwickeln. Diese Prozesse werden beim problemorientierten Lernen durch die vorgegebenen Bearbeitungsschritte initiiert, die Erweiterung von Deutungswissen wird zudem durch die Sozialform der Gruppenarbeit sowie durch inhaltliche Impulse von Moderatoren/Tutoren angeregt.

Im Rahmen des Problemorientierten Lernens entwickelten verschiedene Autoren eine Abfolge von Lern- oder Bearbeitungsschritten, wobei die einzelnen Vorgaben sich jeweils etwas unterscheiden, aber weitgehende Gemeinsamkeiten aufweisen. In den Niederlanden hat sich der sogenannte Siebensprung durchgesetzt (*van Meer* 1994:85).[17]

[17] 1. Kläre Termini und Begriffe! 2. Definiere das Problem! 3. Analysiere das Problem! 4. Inventarisiere systematisch die verschiedenen Erklärungen, die sich aus Schritt 3 ergeben haben! 5. Formuliere Lernziele! 6. Verschaffe Dir zusätzliche Informationen außerhalb der Gruppe! 7. Synthetisiere und überprüfe die neuen Informationen!

In der ersten Phase, die zu einem vorläufigen Problemverständnis und einer vorläufigen Analyse führen soll, werden in Kleingruppen die Schritte 1 bis 5 bearbeitet, dann folgt in Phase II (Schritt 6) die Wissenserarbeitung in der Regel im Einzelstudium und schließlich in Phase III die Präsentation und Evaluation des erarbeiteten Wissens in der Gruppe (vgl. *Schwarz-Govaers* 2002, 2003). Der zeitliche Abstand zwischen Phase I und III wird so geplant, dass genügend Zeit für die Recherche zur Verfügung steht. Die Schritte erklären sich aber nicht von selbst, sondern können unterschiedlich interpretiert werden. *Schwarz-Govaers* (2003)[18] versteht unter Schritt 2 die Aufforderung »Sammelt Fragen in der Gruppe: was ist hier eigentlich das Problem, was verstehe ich nicht, was macht mich neugierig?« In Schritt 3 sieht sie folgende Schüleraktivität vor: »Überlegt euch, was Ihr zu diesen Fragen schon alles wisst oder vermutet, stellt vorläufige Behauptungen auf.« Nach diesen Aufforderungen sind unter Problemen alle Aspekte zu verstehen, die den Lernenden nicht verständlich sind oder zu denen sie nicht genügend Wissen haben. Die Hypothesenbildung bezieht sich auf das möglicherweise unvollständige Wissen zu einem Themenbereich, wie z.B. Linksherz- oder Globalinsuffizienz. Die Lernenden könnten beispielsweise Vermutungen darüber anstellen, was eine Linksherzinsuffizienz ist, welche Auswirkungen sie hat und wie sie therapiert werden kann und stoßen, wenn sie nicht weiter wissen, auf Wissenslücken. Im vorliegenden Beitrag wird aber beabsichtigt, anhand des problemorientierten Lernens auch Deutungs- und Reflexionskompetenz zu fördern. Daher sind die Schritte quasi als Anleitung zum Fallverstehen zu interpretieren. Was bedeutet das für die einzelnen Schritte?

Bei der Problemdefinition (Schritt 2) ist dann nach jedem Satz zu fragen, welche Probleme im Fall gegeben und ob die im Fall geschilderten Sachverhalte für die Schüler bzw. für eine der im Fall beteiligten Personen problematisch sind. Im Schritt Hypothesenbildung (Schritt 3) sind durch Verknüpfung der ermittelten Probleme mit den Kontextbedingungen sowie mit dem eigenen Vorwissen vermutliche Hintergründe von Patientenphänomenen (wie z.B. »mangelnde örtliche Orientierung« oder »Unruhe«) oder von problematischem Pflegendenverhalten zu eruieren. Dabei sollte Wert darauf gelegt werden, dass besonders vielfältige und zunächst auch vielleicht abwegig erscheinende Erklärungsansätze und Arbeitshypothesen aufgestellt werden. Indem die Arbeitshypothesen bezogen auf die im Fall enthaltenen Pflegeprobleme gebildet werden und die Lernenden hierzu verschiedene gegebene Informationen kombinieren müssen, gelangen sie auch zu Hypothesen, die sie bisher nicht mit diesem Pflegeproblem in Verbindung gebracht haben. Die Überwindung des Vorverständnisses soll anhand der Beobachtung einer POL-Sitzung veranschaulicht werden.

[18] Dabei orientiert sie sich an *van Meer* (1994).

In einem Fall wurde ein Patient mit Rechtsherzinsuffizienz beschrieben, der auf die Bettkante mobilisiert wird, dabei die Augen geschlossen hält und abwesend wirkt. Die Teilnehmer waren zunächst der Ansicht, dass dies darauf zurückzuführen ist, dass mit dem Patienten nicht gesprochen wurde. Durch den Impuls der Tutorin, ob dieses Verhalten nicht auch zerebrale Gründe haben könnte, kamen die Teilnehmer nach längerer Diskussion auf die Hypothese, dass dieses Pflegephänomen auch mit mangelnder Durchblutung des Gehirns infolge einer über mehrere Wochen durchgeführten Diurese zusammenhängen könnte. Hieraus wurde dann ein Lernziel gewonnen.

Auf den Impuls der Tutorin hin verknüpfen die Lernenden die im Fall enthaltenen Informationen, dass der Patient an einer Rechtsherzinsuffizienz erkrankt ist und vermutlich mit Diuretika therapiert wird, mit dem Phänomen der mangelnden Ansprechbarkeit. Dadurch gelangen sie zu einer neuen Hypothese.

Hypothetische Schlussfolgerungen können nur dann gebildet werden, wenn der Fall solche Kombinationen zulässt und die Lernenden die Erfahrung machen, dass ihre bisherigen Hypothesen nicht ausreichend sind. Diese Erfahrung kann z.B. durch Impulse der Tutoren, aber auch durch konträre Vorstellungen anderer Lernender zustande kommen. Letzteres ist eine Chance, die durch die Sozialform der Gruppenarbeit gegeben ist.

In einem anderen Fall entwickelt ein Patient beim Mobilisieren einen Stridor. Als Hintergrundinformation ist angegeben, dass der Patient unter einer COPD[19] leidet. Vier Gruppenmitglieder der fünfköpfigen Gruppe vertraten die Hypothese, dass der Stridor auf einen Bronchiospasmus zurückzuführen sei. Die Frage der Tutorin nach anderen Gründen wurde von den Lernenden verneint. Eine Lernende äußerte dann aber sehr zurückhaltend und leise die Frage, ob es sich nicht auch um einen inspiratorischen Stridor handeln könnte, was die anderen Gruppenmitglieder zunächst vehement zurückwiesen. Die Moderatorin forderte die Gruppe dennoch auf, sich mit der Hypothese zu beschäftigen. Nach einer regen Diskussion um exspiratorischen und inspiratorischen Stridor und deren Ursachen wurde die Hypothese des inspiratorischen Stridors durch Schleimproduktion ebenfalls aufgenommen. Später entwickelten die Gruppenmitglieder daraus ein Lernziel.

[19] COPD = Chronic Obstructive Pulmonary Disease

Aus dem Kreis der Lernenden wird die von der vorherrschenden Meinung abweichende Hypothese, dass es sich bei dem Stridor des Patienten auch um einen inspiratorischen Stridor handeln könnte, vorgebracht. Die übrigen Lernenden werden dadurch angeregt, sich mit dieser Deutung, die sie ohne die Gruppe vermutlich nicht gefunden hätten, auseinanderzusetzen.

Allerdings macht diese Beobachtung darauf aufmerksam, dass allein die abweichende Deutung eines Gruppenmitglieds nicht automatisch dazu führt, dass die anderen Lernenden ihr Vorverständnis überprüfen. Hierfür ist in diesem Fall noch ein weiterer Impuls der Tutorin erforderlich, mit dem relevante Differenzen in der Lerngruppe zur Sprache gebracht werden. In den unterschiedlichen Publikationen zum problemorientierten Lernen besteht Einigkeit, dass die Aufgabe der Tutoren in erster Linie in der Fazilitation von Lernprozessen und nicht oder nur in Ausnahmefällen in der Darbietung von Fachwissen besteht (vgl. z. B. *van Meer* 1994:92). Fazilitierende Impulse können etwa durch Hinterfragen der Lernendendeutung, durch Anregungen und Feedback erfolgen. Aus beiden Beispielen geht hervor, dass die Lernenden zunächst auf der Grundlage ihres Vorverständnisses spontan Hypothesen bilden und dass deren Erweiterung durch Differenzerfahrung und Diskussion vorangebracht wird.

Der Schritt der Hypothesensammlung ist für den Erwerb von reflexiver Deutungskompetenz von zentraler Bedeutung. Die Lernenden werden dazu aufgefordert, kreativ nach alternativen Deutungen zu suchen und sie werden durch divergierende Deutungen der Begrenztheit ihrer Interpretationen sowie der Notwendigkeit deren Evaluation bewusst.

Im Schritt der Hypothesenordnung (Schritt 4) sollte eine Überprüfung der gefundenen Hypothesen im Hinblick auf ihre sachliche Fundiertheit erfolgen – dabei treten Wissenslücken zutage. Häufig wird deutlich, dass gerade aufgrund von Wissenslücken bestimmte Hypothesen nicht in Erwägung gezogen wurden. Die Wissenslücken werden nur dann bemerkt, wenn die Lernenden erfahren, dass sie mit ihrem bisherigen Wissen die Hypothesen nicht erschöpfend erklären können. Wann eine erschöpfende Erklärung erreicht ist, hierfür fehlt den Lernenden häufig der Maßstab und sie geben sich mit oberflächlichem Wissen zufrieden.[20] Aufgabe des Tutors ist es in diesem Schritt, durch Nachfragen die Erkenntnis von Wissenslücken zu ermöglichen. Außerdem können in diesem Schritt aus der Bandbreite der Hypothesen resultierende Konsequenzen bzw. Pflegemaßnahmen ermittelt werden. Dadurch können die Lernenden ihr Handlungsrepertoire für bekannte Pflegesituationen erweitern. Indem die Lernenden zum einen ihr Wissen zusammentragen und gegenseitig vervollständigen und dieses zum anderen auf den Fall übertragen und im Hinblick auf sein Erklärungspotenzial überprüfen, vollziehen sie kontinuierlich die von *Polanyi* beschriebenen Schritte der Analyse und Integration.

[20] In einer US-amerikanischen Studie (vgl. *Andrews und Jones* 1996) konnte dies ebenfalls nachgewiesen werden.

Die identifizierten Wissenslücken sind Ausgangspunkt für die Formulierung von Lernzielen in Schritt 5. Dabei ist darauf zu achten, dass die Fragen nicht zu allgemein formuliert, sondern auf den Fall bezogen werden. Nach der Phase der Wissenserarbeitung (Schritt 6), welche die Lernenden in Eigenregie organisieren, werden in Schritt 7 die Lernergebnisse zusammengetragen und diskutiert. Dabei sollte das erworbene Wissen auf den Fall angewandt und es sollte geprüft werden, inwiefern er jetzt besser verstanden wird. Durch Analyse und Integration werden zunehmend differenziertere Deutungen gefunden. Möglicherweise entstehen neue Hypothesen, andere werden vor dem Hintergrund des neu erworbenen Wissens verworfen. Pflegerische Handlungsalternativen können erwogen werden. Eine abschließende Deutung kann i. d. R. nicht vorgenommen werden, da diese nur anhand der realen Situation überprüft werden könnte. Schließlich sollte die Übertragbarkeit des gewonnenen Deutungswissens auf andere Fälle/Problemsituationen diskutiert werden.

Mit der so aufgefassten Bearbeitungsstruktur des Problemorientierten Lernens wird nicht allein transferfähiges Wissen gefördert, sondern es können zugleich Kompetenzen zur Deutung und Lösung von pflegerischen Problemsituationen angeeignet werden. Die Lernenden erarbeiten Fachwissen und praktizieren einen reflexiven pflegerischen Erkenntnisprozess.

4.5 Zusammenfassung und Ausblick

In diesem Beitrag wird eine Auslegung des POL-Konzepts vorgestellt, bei dem die Förderung von Deutungswissen und Deutungskompetenz auf der Basis eines interaktionsorientierten Pflegeverständnisses und eines reflexiven Anwendungsverständnisses im Vordergrund steht. Um diese Fähigkeiten mit Hilfe von POL fördern zu können, müssten die Fälle deutungsoffen und komplex gehalten werden, die Bearbeitungsschritte sind als Anregung zum multiperspektivischen situativen Fallverstehen auszulegen. Die Habitualisierung von Reflexionsprozessen könnte noch gesteigert werden, wenn die Lernenden selbst erfahrene Situationen der Berufswirklichkeit untersuchen würden. Neben diesem POL-Konzept ist der Einsatz anderer POL-Formen, bei denen primär selbstgesteuerter Wissenserwerb oder Problemlösungskompetenz im Sinne des Evidence-based Nursing angestrebt werden, ebenfalls sinnvoll; möglich wäre zukünftig auch eine Kombination unterschiedlicher POL-Varianten.[21] Eine Schwerpunktsetzung des POL auf die in Praxissituationen bedeutsamen Fähigkeiten der Deutung und der Reflexion ist auch vor dem Hintergrund angeraten, als die Überlegenheit des POL gegenüber anderen Lehr-/Lernformen hinsichtlich des Wissenserwerbs empirisch bisher nicht bestätigt werden konnte (s. den Beitrag von *Darmann-Finck* zur Wirksamkeit und zu den Wirkhintergründen des POL in diesem Buch).

---

21 Zur Kombination von unterschiedlichen Problemtypen und Problemlösungsstrategien im Rahmen einer multimediale Lernumgebung für die Medizinerausbildung s. *Schulmeister* 2002.

Neben den Chancen soll abschließend auf einige Begrenzungen des Konzepts aufmerksam gemacht werden. Erstens wurde bereits darauf hingewiesen, dass pflegerische Urteilsbildung nicht ausschließlich kognitiv erklärbar ist. Um die intuitiven Anteile und die strukturellen Voraussetzungen pflegerischen Fallverstehens reflektieren zu können, müssten daher außerdem pädagogische Interventionen zum Zuge kommen, wie z. B. rekonstruktive Fallreflexionen (*Böhnke et al.* 2008), sowie mit Reflexionen verbundene Praxisaufträge und gemeinsames Arbeiten mit z. B. Mentoren und Praxisanleitern (vgl. *Benner* 1994). Zweitens ist beim Einsatz dieser Form des Problemorientierten Lernens im Rahmen der Pflegeausbildung zu bedenken, dass der Prozess der Entwicklung von Lernzielen und der Wissensaneignung nur begrenzt vorherplanbar und diese Form daher nur bedingt geeignet ist, obligates, verbindliches Wissen zu erarbeiten. Drittens wäre zu prüfen, ab welchem Ausbildungsjahr das hier favorisierte POL-Konzept sinnvoll eingesetzt werden kann und ob ggf. durch Variation des Komplexitätsgrades der Fälle eine Anpassung an das Kompetenzniveau der Auszubildenden erreicht werden kann.

Literatur

Andrews, M.; Jones, P. R. (1996): Problem-based learning in an undergraduate nursing programme: a case study. In: Journal of Advanced Nursing, 23/96, S. 357–365.

Benner, P. (1994): Stufen zur Pflegekompetenz. Huber, Bern.

Benner, P.; Tanner, C.; Chesla, C.: Rubin, J. (1998): Vom Anfänger zum Experten: Der Weg zu einer differenzierten klinischen Welt in der Intensivpflege. In: Osterbrink, J. (Hrsg.): Erster internationaler Pflegetheorien-Kongress Nürnberg. Huber, Bern. S. 36–57.

Blumer, H. (1973): Der methodologische Standpunkt des symbolischen Interaktionismus. In: Arbeitsgruppe Bielefelder Soziologen (Hrsg.): Alltagswissen, Interaktion und gesellschaftliche Wirklichkeit. Band 1. Rowohlt, Reinbek. S. 80–146.

Bögemann-Großheim, E.; Brendel, S.; Handgraaf, M. (1999): Problem-based Learning – eine pädagogische Antwort auf neue Herausforderungen in der Krankenpflege. In: Pflege-Pädagogik, (2)/99, S. 4–11.

Böhnke, U. (2001): Die Multiperspektivität von Reflexionsprozessen in Pflegepraxis und Pflegeausbildung und deren Relevanz für die Entwicklung professioneller Handlungskompetenz. Universität Bremen. Unveröffentlichte Diplomarbeit.

Böhnke, U.; Darmann-Finck, I.; Straß, K. (2008): Fallrekonstruktives Lernen. Ein Beitrag zur Professionalisierung in den Berufsfeldern Pflege und Gesundheit. Mabuse, Frankfurt/Main: Mabuse. Im Druck.

Brinker-Meyendriesch, E. (2003): Evidenzbasierung: Wissen, Handeln und Lernen in der Pflege. In: Pflege, 16(4)/03, S. 230–235.

Brumlik, M. (1989): Interaktionismus, Symbolischer. In: Lenzen, Dieter (Hrsg.): Pädagogische Grundbegriffe. Band 1. Rohwohlt, Reinbek.

Darmann, I. (2002): Bewegung als Interaktion – Systemisch-konstruktivistische Sichtweise von Bewegung und Konsequenzen für die Pflege. In: Pflege, 15(5)/02, S. 181–186.

Darmann, I. (2000): Kommunikative Kompetenz in der Pflege. Kohlhammer, Stuttgart.

Glasersfeld, E. von (1997): Radikaler Konstruktivismus. Suhrkamp, Frankfurt/Main.

Mandl, H.; Gruber, H.; Renkl, A. (1993): Das träge Wissen. In: Psychologie Heute, 20(9)/93, S. 64–69.

Meer, K. van (1994): Problemorientiertes Lernen. In: Schwarz-Govaers, R. (Hrsg.): Standortbestimmung Pflegedidaktik. Referate zum 1. Internationalen Kongress zur Didaktik der Pflege. Kaderschule für die Krankenpflege, Aarau. S. 81–93.

Neuweg, G. H. (1999): Könnerschaft und implizites Wissen. Zur lehr-lerntheoretischen Bedeutung der Erkenntnis- und Wissenstehorie Michael Polanyis. Waxmann, Münster.

Norberg, A.; Bäckström, A.; Athlin, E.; Norberg, B. (1993): Essensverweigerung bei Patienten in Pflegeheimen und was Pflegehelferinnen und Altenpflegerinnen darunter verstehen. In: Pflege, 1(6)/93, S. 43–45.

Polanyi, M. (1958): Personal knowledge. Routledge & Kegan Paul, London.

Reetz, L. (1996): Wissen und Handeln – Zur Bedeutung konstruktivistischer Lernbedingungen in der kaufmännischen Berufsbildung. In: Beck, K.; Müller, W.; Deißinger, T.; Zimmermann, M. (Hrsg.): Berufserziehung im Umbruch. Deutscher Studienverlag, Weinheim. S. 173–188.

Reich, K. (2002): Systemisch-konstruktivistische Pädagogik. Luchterhand, Neuwied.

Schön, D. (1983): The reflective Practitioner. How professionals think in action. Basic Books, New York.

Schulmeister, R. (2002): Zur Komplexität problemorientierten Lernens. In: Asdonk, J.; Kroeger, H.; Strobl, G.; Tillmann, K.-J.; Wildt, J. (Hrsg.): Bildung im Medium der Wissensschaft. Zugänge aus Wissenschaftspropädeutik, Schulreform und Hochschuldidaktik. Beltz/Deutscher Studienverlag, Weinheim.

Schwarz-Govaers, R. (2002): Problemorientiertes Lernen in der Pflegeausbildung. In: PrInterNet, 4(2)/02, S. 30–45.

Schwarz-Govaers, R. (2003): Problemorientiertes Lernen – neuer Wein in alten Schläuchen oder eher alter Wein in neuen Schläuchen? In: PrInterNet, 5(1)/03, S. 36–45.

Siebert, H. (1999): Pädagogischer Konstruktivismus. Luchterhand, Neuwied.

Stemmer, R. (2001): Grenzkonflikte in der Pflege. Mabuse, Frankfurt/Main.

Thomas, W. I. (1965): Person und Sozialverhalten. Luchterhand, Neuwied.

Werbke, S. R. (2001): Problembasiertes Lernen als Grundlage für eine Evidenz-basierte Praxis. In: PrInterNet, 3(9)/01, S. 166–171.

Wittneben, K. (2003): Pflegekonzepte in der Weiterbildung für Pflegelehrerinnen und Pflegelehrer. 5., überarb. Aufl. Lang, Frankfurt/Main.

5 Rezeption und Beurteilung des POL durch die Lernenden

Ingrid Darmann-Finck, Sabine Muths

Beim handlungsorientierten Lernen werden den Lernenden Entscheidungs- und Handlungsspielräume zugebilligt, innerhalb derer sie im Sinne des entdeckenden Lernens eigene Ideen, Vermutungen, Theorien und Erfahrungen in den Problemlösungsprozess einbringen, probeweise anwenden und überprüfen können. Die handelnde Auseinandersetzung mit dem Lerngegenstand erlaubt den Lernenden, selbsttätig den kognitiven Erkenntnisprozess zu vollziehen, anstatt die Ergebnisse nur zu konsumieren. Darüber soll der Theorie zufolge nicht nur das selbstständige Lernen angebahnt, sondern auch das Bedürfnis der Lernenden, zu einer Problemlösung zu gelangen, geweckt und so die Motivation gesteigert werden (vgl. *Gudjons* 2001:63ff). Empirische Studien konnten diese Effekte auch hinsichtlich des POL feststellen: es löse Freude und Begeisterung aus und werde sowohl von den Lernenden als auch von den Tutoren als höchst angenehme Erfahrung empfunden (*Wilkie* 2001:56).

Im deutschsprachigen Raum stammen die Befunde zu handlungsorientierten Vermittlungs- und Erarbeitungsformen aus der Berufsbildung vorwiegend aus der Modellversuchsforschung. Mit Blick auf die Motivation der Lernenden wurden in Lehr-/Lernarrangements mit einem hohen Ausmaß an Handlungsspielräumen, etwa bei Juniorfirmen und Leittextarbeit, hohe Motivationswerte ermittelt. Bei vergleichenden Studien[22] wurde jedoch festgestellt, dass der Einfluss des unterrichtlichen Motivationspotenzials im Verlauf der Ausbildung abnimmt. Im dritten Lehrjahr konnte mit 7 % eine nur noch geringe Abhängigkeit der Motivation von der Unterrichtsgestaltung nachgewiesen werden (vgl. *Hardt et al.* 1996:173f). Dieser Befund lässt darauf schließen, dass auch beim POL hohe Motivationswerte zu Beginn und sinkende zum Ende der Ausbildung zu erwarten sind.

Die Frage der Motivation ist deswegen entscheidend, weil die Lernenden gerade aufgrund der Entscheidungs- und Handlungsspielräume wesentlich mitgestalten, was sie beim POL lernen und was nicht. In den Projekten am Universitätsklinikum Hamburg-Eppendorf (UKE) und an der Bremer Krankenpflegeschule (BKS) wurde die Motivation nicht explizit erfasst, untersucht wurde aber

1. wie die Lernenden mit dem Lernangebot POL interagieren und
2. wie sie das Lernangebot hinsichtlich seiner Effekte beurteilen.

Aus den Ergebnissen zu diesen Fragen lassen sich auch Rückschlüsse auf die Motivation ziehen. Die erste Forschungsfrage wurde anhand von Beobachtungen der

[22] Verglichen wurden schülerzentrierte mit stärker lehrergesteuerten Lehr-/Lernarrangements.

Gruppeninteraktionen während der POL-Sitzungen, die zweite anhand von leitfadenunterstützten Interviews mit Teilnehmern der Weiterbildung Anästhesie- und Intensivpflege am UKE bzw. mit Schülern der BKS untersucht. Sowohl die Gruppeninteraktionen als auch die Interviews wurden auf Tonband aufgenommen und transkribiert, die Gruppeninteraktionen dann gesprächsanalytisch (vgl. *Deppermann* 1999), die Interviews inhaltsanalytisch (vgl. *Mayring* 2003) ausgewertet.

In diesem Beitrag werden die Ergebnisse zu diesen beiden Forschungsfragen dargestellt. Demnach können die eingangs unterstellten positiven Auswirkungen auf die Lernmotivation der Lernenden nur bedingt bestätigt werden. Vermutungen über mögliche Hintergründe und daraus resultierende Schlussfolgerungen schließen den Beitrag ab.

5.1 Rezeption des POL durch die Lernenden

Die Wirkungen von Lernangeboten sind nicht nur abhängig von der Struktur des Lernangebots selbst. Sie entfalten sich vielmehr in der Interaktion zwischen den Lernenden und dem Lernangebot und werden damit auch von den Erwartungen und Bildungsvoraussetzungen der Lernenden geprägt: Beim POL beispielsweise davon, wie sie die Gruppensituation und die Beziehung zum Lehrenden wahrnehmen und ob sie an der umfassenden Weiterentwicklung ihrer Persönlichkeit interessiert sind oder sich eher von Qualifikationsgesichtspunkten leiten lassen.

In dem Projekt am UKE konnte festgestellt werden, dass die Teilnehmer der Weiterbildung Anästhesie- und Intensivpflege das POL je nach Kleingruppe unterschiedlich rezipierten. Durch die Beobachtung der Kleingruppen wurden zwei Formen der Gruppeninteraktion identifiziert: reflexions- und aufgabenorientierte Gruppeninteraktion (s. Kapitel 3). In reflexionsorientierten Gruppeninteraktionen nutzen die Teilnehmer den Fall für eine vertiefte Auseinandersetzung mit ihrem Wissen und mit der beruflichen Praxis. Sie bringen ihr Vorwissen ein, diskutieren unterschiedliche Hypothesen, gelangen dabei zu neuen Hypothesen und gewinnen auf den Fall bezogene Lernfragen. In der zweiten Sitzung tragen die Teilnehmer gut recherchiertes Wissen frei vor, beziehen es auf den Fall und entwickeln mehrere Handlungsalternativen.

In aufgabenorientierten Gruppeninteraktionen wird der Fall in der ersten Sitzung vornehmlich als Stichwortgeber für die Entwicklung von Lernfragen genutzt. Die Teilnehmer beschäftigen sich nur oberflächlich mit dem Fall. In der zweiten Sitzung referieren sie ebenfalls oberflächliches Regelwissen, das eher weniger als mehr auf den Fall bezogen wird.

Die Leitung der Weiterbildung (A. Boonen) hat aus diesen Rückmeldungen von Seiten der wissenschaftlichen Evaluation die Konsequenz gezogen, die Zusammensetzung der Kleingruppen in regelmäßigen Abständen zu variieren. Nach Auskunft von

A. Boonen konnte darüber in allen Kleingruppen ein höheres Ausmaß an Reflexionsorientierung erzielt werden.

In der Gesundheits- und Krankenpflegeausbildung an der BKS lassen sich Aspekte aufgaben- bzw. reflexionsorientierter Gruppenreflexion nicht einzelnen Kleingruppen zuordnen, sondern quer dazu feststellen. Ein Großteil der Gruppeninteraktionen bewegt sich in der Kategorie »Aufgabenorientierung«, nur einzelne Sequenzen und Schülerbeiträge können der Kategorie »Reflexionsorientierung« zugeordnet werden. Die folgenden Beispiele für die beiden Interaktionsformen in der Ausbildung von Gesundheits- und Krankenpflegern stammen ausnahmslos aus den POL-Sitzungen zum Fall »Ich will nach Hause«. Die Schüler befinden sich im dritten Ausbildungsjahr.

»Ich will nach Hause«

Eine Neuaufnahme wird vom Spätdienst an Silvia Fuchs, die Pflegekraft des Nachtdienstes, übergeben: Frau Mahnken, 42 Jahre alt, Unterschenkel-Trümmerfraktur (Tibia und Fibula) li., jetzt zunächst mit einer Extension* versorgt (Zug 2,5 kg). Morgen ist eine Osteosynthese** geplant, um die Brüche zu stabilisieren.

Sie war bei dem Versuch, zwischen zwei parkenden Autos hindurch die Straße zu überqueren, von einem dieser Autos angefahren worden. Die Fahrerin hatte beim Zurücksetzen nicht in den Rückspiegel gesehen. Sonst ist noch nicht viel über die Patientin bekannt. Schwester Helga vom Spätdienst sagt, dass sie zwar geschockt gewirkt habe, aber ansonsten unauffällig sei. Es sollen die üblichen Kontrollen durchgeführt werden. »Pass gut auf die Dame auf!«, sagt Helga, »ihr Mann ist Rechtsanwalt.«

Es ist schon 22.30 Uhr, als Silvia zu der Patientin geht und sich vorstellt. Frau Mahnken kann nicht schlafen und macht einen etwas unruhigen und aufgeregten Eindruck, das linke Bein ist dick angeschwollen. Silvia erneuert das Cool-Pack und gibt der Patientin die zur Prämedikation verordnete Tranxilium-Kapsel.

Als sie gegen 1:00 Uhr wieder zu der Patientin kommt, erschrickt sie zutiefst: Die Patientin steht neben dem Bett, das frakturierte Bein hat sie auf den neben dem Bett stehenden Stuhl gelegt. Sie winkt mit der Infusionsflasche in der Hand und sagt: »Rufen Sie mir mal ein Taxi, ich will jetzt endlich nach Hause.«

* Extension: Verfahren zur konservativen Frakturbehandlung, bei der ein Draht durch den Knochen geschossen und daran ein Gewicht gehängt wird, um die Bruch-Enden auseinander zu ziehen

** Osteosynthese: operatives Verfahren zur Stabilisierung einer Fraktur mit Nägeln, Platten und/oder Schrauben

5.1.1 Aufgabenorientierte Gruppeninteraktion

In den Gruppengesprächen lassen sich folgende Indikatoren für aufgabenorientierte Gruppeninteraktion bezogen auf die POL-Schritte feststellen:

- In Schritt 2 (Problemdefinition)
  - »Schüler übersehen relevante pflegerische Probleme.«
  - »Schüler priorisieren medizinische Themen bei der Problemhierarchisierung.«
- In Schritt 5 (Lernzielformulierung)
  - »Schüler zielen mit ihren Lernfragen auf Regelwissen.«
- In Schritt 7 (Lernergebnisse zusammen- und auf den Fall übertragen)
  - »Rechercheergebnisse und ihre Diskussion bleiben oberflächlich.«

Schüler übersehen relevante pflegerische Probleme

In Schritt 2 (Ermittlung von Problemen) identifizieren die Schüler i.d.R. die in dem Fall enthaltenen medizinischen Probleme korrekt. Schwierigkeiten haben sie insbesondere bei der Bestimmung von eher psychosozialen und auf die berufliche Pflege bezogenen Problemen:

M[23]: (liest vor) »Sonst ist noch nicht viel über die Patientin bekannt, S. Helga vom Spätdienst sagt, dass sie zwar geschockt gewirkt habe, aber ansonsten unauffällig sei.«

(Als Problem wird »Schock« notiert.)

Zuvor haben die Schüler bereits »Trümmerfraktur«, »Extension« und »Osteosynthese« notiert, sodass bis zu dieser Textstelle ausschließlich medizinische Begriffe als Probleme aufgeführt wurden. Jetzt kommt das Problem »Schock« hinzu. Die Aussage, dass außer dem Alter, den medizinischen Fakten und dem Unfallhergang »noch nicht viel über die Patientin bekannt [ist]«, eine Pflegeanamnese also nicht vorliegt und es keine weiteren Informationen gibt, auf welche die Nachtwache im Notfall zurückgreifen kann, überlesen die Schüler. Der Begriff »Schock« wird übernommen, ohne zu reflektieren, was mit diesem Begriff in diesem Zusammenhang gemeint ist und ob der Begriff von der im Fallbeispiel beschriebenen Pflegenden korrekt verwendet wird. Überhaupt werden als Probleme lediglich Schlagwörter aufgeschrieben, aus denen nicht hervorgeht, worin das Problem genau besteht.

23 Zeichenerklärung: M = Schüler in der Moderatorenrolle; Sabc = unterschiedliche Schüler; (liest) = ergänzende Beobachtungen, in diesem Fall: ein Schüler liest vor

M: (liest) »Es ist schon 22.30 Uhr, als Silvia zu der Patientin geht und sich vorstellt.« *Ich denke hier ist kein Problem?*
(Gruppe bestätigt kurz nonverbal, dass hier kein Problem zu sehen ist.)
M: (liest) »Frau Mahnken kann nicht schlafen und macht einen etwas unruhigen und aufgeregten Eindruck, das linke Bein ist dick angeschwollen.«
(Als Probleme werden notiert: »Patientin ist unruhig, macht aufgeregten Eindruck, kann nicht schlafen.« »Bein dick angeschwollen«)
M: (liest) »Silvia erneuert das Cool-Pack und gibt der Patientin die zur Prämedikation verordnete Tranxilium-Kapsel.« *Seht Ihr hier irgendwie was?*
Sa: »Tranxilium-Kapsel. Was ist Tranxilium? Welche Nebenwirkungen?«
Sb: »Als Lernfrage dann?«
Sa: »Ja.« (Sb beginnt zu schreiben)
M: »Oder sollen wir das vielleicht als Problem nehmen? Jetzt haben wir schon die zweite Lernfrage. Da kommen wir mit den Schritten völlig durcheinander. Wir können das ja erstmal als Problem formulieren.«
Sb: »Also Problem: Prämedikation Tranxilium.«

Auch in dieser Sequenz wird eine Information über problematisches Pflegehandeln, nämlich, dass Schwester Silvia um 22:30 Uhr und damit sehr spät zu der Patientin geht, nicht hinterfragt. Die physischen und psychischen Probleme der Patientin werden aber festgehalten.

Aus der Sequenz wird außerdem ersichtlich, dass die Schüler die Schritte kaum nutzen, um sich den Fall auf der Basis ihres Vorverständnisses zu erklären oder um unterschiedliche Erklärungsansätze zu entwickeln, sondern dass sie zielorientiert die abschließend zu generierenden Lernfragen im Auge haben. So steht die Lernfrage zur Prämedikation Tranxilium bereits im Raum, die Schritte zwischen der Problemermittlung und der Formulierung von Lernfragen werden mehr oder weniger abgearbeitet.

Schüler priorisieren medizinische Themen bei der Problemhierarchisierung

An der BKS werden die ermittelten »Probleme« nach deren Sammlung (Schritt 2) teilweise geclustert und anschließend per Punktabfrage auf drei (oder vier) zu bearbeitende Probleme reduziert. Beim Fall »Ich will nach Hause« fällt dabei beispielsweise das Problem »Ausstieg aus der Extension«, das zuvor sehr engagiert diskutiert wurde, mit lediglich zwei Punkten in einer Gruppe ganz aus der Bewertung heraus und wird dann im Weiteren nicht mehr bearbeitet. Auch in den beiden anderen Arbeitsgruppen erhalten die medizinischen Probleme weitaus höhere Punktwerte als die eher pflegerischen Probleme (z. B. das Problem »Patientin will mit dem Taxi unbedingt nach Hause und winkt mit der Infusionsflasche«).

Schüler zielen mit ihren Lernfragen auf Regelwissen

In Schritt 5 gewinnen die Schüler aus den in den Schritten 3 (Hypothesenbildung) und 4 (Hypothesenordnung) erkannten Wissenslücken Lernfragen. Die Lernfragen sollen dem Konzept zufolge aus einer gründlichen Diskussion des Falls unter Rückgriff auf das Vorwissen der Lernenden hervorgehen. Die Lernfragen zum Fall »Ich will nach Hause« beziehen sich überwiegend auf allgemeines Regelwissen und kaum auf den Fall. Folgende Lernfragen haben sich die drei Arbeitsgruppen gestellt:

Gruppe A

- Prämedikation Tranxilium: Wirkungen, Nebenwirkungen, Wechselwirkungen, Dosierung, Patienteninformation
- Kann die Patientin nach Erhalt einer Extension bzw. bevorstehender Osteosynthese an einem Durchgangssyndrom leiden? Wenn ja, wie würde sich dieses äußern und wie kann es entstehen?
- Extension: Wie wird sie installiert? Welche Indikation/Kontraindikation gibt es? Welche Komplikationen gibt es? Wundbehandlung/pflegerische Versorgung? Ist die Extension die richtige, optimale Behandlung für Frau Mahnken? Handling der Zuglast?

In den Lernfragen der Gruppe A wird der Fallbezug vor allem in der zweiten Frage hergestellt. Der Fragenkomplex zur Extension greift den Fall nur am Rande auf, die Fragen zum Medikament Tranxilium haben gar keinen Bezug zum Fall.

Gruppe B

- Wie wirkt Tranxilium?
- Wie ist die Wahrnehmung bei Schock?
- Wie ist die Behandlung bei einer Unterschenkeltrümmerfraktur?
- Wie entstehen Schwellungen bei einer Fraktur?
- Welche Lagerung bei Extension?

Die Lernfragen der Gruppe B gehen auf die besondere Situation des Falls überhaupt nicht ein. Die Frage »Wie entstehen Schwellungen bei einer Fraktur?« kann als ein Beispiel für die Beobachtung, dass die Schüler der Anstrengung einer gemeinsamen (Re-)Konstruktion von Wissen auf der Basis von Vorwissen ausweichen, gewertet werden. Sie hätten sicher ausreichend Vorwissen gehabt, um sich die Schwellung bei einer geschlossenen Fraktur selbst zu erklären.

Gruppe C
- Kann Tranxilium die Verwirrtheit zusätzlich auslösen?
- Was ist ein psychischer Schock und was richtet dieser an?
- Kann Verwirrtheit das Schmerzempfinden beeinträchtigen?
- Wonach richtet sich das Gewicht an der Extension?

Drei der vier Lernfragen der Gruppe C beschäftigen sich mit dem Problem des desorientierten Verhaltens der Patientin und möglichen Hintergründen dafür. Zwar sind diese Fragen auf den Fall bezogen und nehmen mögliche Hypothesen zu dem Verhalten auf. Da zwei der drei Fragen geschlossen gestellt werden (und mit ja oder nein beantwortet werden können), und auch die dritte Frage einen geringen Komplexitätsgrad aufweist, kann aber auch bei dieser Gruppe nicht von einer vertieften Auseinandersetzung mit dem Fall ausgegangen werden.

Alle drei Lerngruppen formulieren Lernfragen zu den drei Komplexen »Prämedikation Tranxilium«, »desorientiertes Verhalten der Patientin« und »Behandlung der Trümmerfraktur mittels einer Extension«. Am ehesten werden die Fragen zum desorientierten Verhalten der Patientin auf den Fall bezogen, während die Fragen zum Medikament Tranxilium und zur Intervention »Extension« vor allem auf fallunabhängiges Regelwissen abzielen. Für das Fallverständnis wichtige Wissensbereiche werden demgegenüber von den Schülern außer Acht gelassen, beispielsweise die reduzierte Schmerzwahrnehmung, pflegerische Mängel im Bereich der Pflegeanamnese, der Übergabe und der Patientenbeobachtung, oder auch Überlegungen dazu, wie es der Patientin gelingen kann, mit einer Unterschenkeltrümmerfraktur aus der Extension auszusteigen. Dies lässt zum einen darauf schließen, dass in den vorangegangenen Schritten keine tiefere Auseinandersetzung mit dem Fall unter Aktivierung des Vorwissens stattgefunden hat. Zum anderen haben die gefundenen Fragen aus Sicht der Schüler den »Vorteil«, relativ leicht recherchierbar zu sein.

Rechercheergebnisse und ihre Diskussion bleiben oberflächlich

In der zweiten Sitzung (Schritt 7) werden die in der Selbstlernphase angeeigneten Erkenntnisse vorgestellt und diskutiert. Bei aufgabenorientierter Gruppeninteraktion sind die Rechercheergebnisse häufig sehr dürftig. Dies kann wie in dem folgenden Beispiel nicht nur zu oberflächlichen, sondern auch falschen Schlussfolgerungen führen.

In der ersten Sitzung haben die Schüler der Arbeitsgruppe A aufgrund der Beobachtung, dass das Verhalten der Patientin dem ähnelt, was sie im Unterricht unter dem Begriff des »postoperativen Durchgangssyndroms« kennengelernt haben, die Hypothese formuliert, es könne so etwas wie ein präoperatives Durchgangssyndrom geben. Im nachfolgenden Schritt der Hypothesenbegründung war es dabei nicht zu einer

Klärung des Begriffs »Durchgangssyndrom« durch Aktivierung des Vorwissens gekommen, dieser allen bekannte Begriff wurde unhinterfragt zur Beschreibung des unklaren Verhaltens der Patientin verwendet. Nach einer kurzen Diskussion formulierte die Gruppe die Lernfrage:

»Kann die Patientin nach Erhalt einer Extension und/oder bei bevorstehender Osteosynthese an einer Art Durchgangssyndrom leiden? Wenn ja, wie würde dieses sich äußern und wie kann es entstehen?«

Die Ergebnisse der Recherche zu dieser Lernfrage werden nun in der 2. Sitzung vorgestellt:

M: (liest die Lernfrage vor) »Wer kann da mal Stellung zu nehmen?«
Sd: »Mich würde mal interessieren: Das Durchgangssyndrom, ist das nur bei ner OP oder auch bei traumatischen Sachen?«
Sg: »Sowohl als auch. Ein Trauma ist von früher, irgendwelche schlechten Erfahrungen, kannste ...«
Sd: »Weil, wie wir ja eben gehört haben, ne Extension wird ja nicht unter Vollnarkose gemacht.«
Sh: »Nee.«
Sg: »Lokalanästhesie.«
Sd: »Und ich denk mal nicht, dass die an einem Durchgangssyndrom leidet, weil sie angefahren wurde. Oder?«
Sg: »Nee, das ist ein Trauma.«
Sd: »Ja, aber, nennt man das denn auch Durchgangssyndrom, das ist doch ein Schock, oder nicht, dann?«
M: »Nee, da wird dann die posttraumatische Belastungsstörung irgendwo, also was dann schon im Bereich der Psychologie irgendwo ein sehr explizites Krankheitsbild beschreibt ...«

Die Schüler jonglieren in diesem Abschnitt mit den verschiedensten Fachbegriffen zur Einschätzung der psychischen Situation der Patientin – »Durchgangssyndrom«, »Trauma«, »Schock«. Der Schüler Sd hat bis zu diesem Zeitpunkt keine eigenen Rechercheergebnisse vorgetragen und sich offenbar auch kein diesbezügliches Wissen angeeignet, beteiligt sich aber dennoch die ganze Zeit durch Fragen und immer neue Hypothesenbildung an der Sitzung. In dieser Sequenz gibt es keine Indizien dafür, dass es sich um die zweite Sitzung handelt und ob überhaupt und wenn ja, wo recherchiert wurde. Der Tutor spricht daraufhin einige Schüler, die sich bislang nicht beteiligt haben, direkt an, ob sie zu der Frage etwas beizusteuern haben. Sc stellt ihr Ergebnis vor:

Sc: »Also zum Durchgangssyndrom kann man schon einiges finden, aber das bezieht sich dann immer auf postoperative Zustände. Das gibt es in verschiedenen stationären Behandlungszusammenhängen und eben halt vor allem auch in chirurgischen Behandlungszusammenhängen. Ein Durchgangssyndrom tritt nach 1 bis 3 Tagen auf, was in diesem Fall nicht passt – meistens zum ersten Mal nachts, was zutreffen würde –, hat grundsätzlich etwas mit Gehirnvorgängen zu tun, das Arbeitsgedächtnis, das ‚Urgedächtnis', die Amygdala wird ‚schachmatt gesetzt' durch die verabreichten Medikamente – Analgetika, Beruhigungsmittel – was die Gehirnvorgänge beeinflusst, die nicht mehr funktionieren. Deshalb leiden die Patienten an Orientierungsstörungen, greifen auf Urreflexe zurück und haben sich nicht mehr unter Kontrolle – sondern machen ganz stumpf das, was sie immer gemacht haben, um sich zurechtzufinden. Und zum Beispiel auch ganz unruhig werden und ganz hyperaktiv zum Teil auch, wie die Frau hier auch, die ja nach Hause will, und das mache ich immer so und ich will jetzt auch nach Hause ..., weil sie einfach nicht in der Lage ist, sich in der Situation im Hier und Jetzt zu orientieren. Das kann man allgemein sagen, aber der Begriff passt jetzt nicht so auf den Fall von uns.

Sc hat offensichtlich zur Frage recherchiert und bezieht ihr Ergebnis auf die im Fall geschilderte Problematik. Sie beschränkt sich allerdings auf das postoperative Durchgangssyndrom und versäumt es, den Zustand des Durchgangssyndroms in allgemeiner Form zu klären. Vermutlich hat sie den Begriff nicht grundlegend recherchiert oder die ermittelten Informationen nur selektiv gelesen. Ansonsten hätte sie beispielsweise auch auf das Delir als eine Variante des Durchgangssyndroms stoßen müssen. Da die Patientin präoperativ nicht unter einem postoperativen Durchgangssyndrom leiden kann, weitere Erklärungen aus den recherchierten Informationen aber nicht gewonnen werden können, wenden sich die Schüler wieder der These zu, dass die Verwirrtheit der Patientin durch die Gabe von Tranxilium verursacht sein könnte.

M: »Ich hab auch von präoperativen Durchgangssyndromen noch nichts gehört.«

Sc: »Nee, da hab ich auch nichts.«

Sd: »Deswegen hab ich ja gefragt, ob das nur operativ ausgelöst wird oder auch durch irgendwelche Traumata.«

M: »Worauf ich noch hinaus wollte vorhin, das war jetzt in Folge des Unfalls, ist doch auch beim Tranxilium ganz klar zu sagen, dass es keinesfalls bei psychischen Problemen oder Belastungen, die im Alltag geschehen, angewendet werden soll, was ja hier im Grunde auch der Fall ist, durch dieses Ereignis. Denn Tranxilium kann eben die Bewältigung dieser Stressfaktoren wesentlich erschweren.«

▶▶

Sd: »Hm.«
M: (liest aus seinen Unterlagen)
»Zwar kann auch dieses zur Ruhe führen etc., aber letztendlich die Bewältigung dieser Situation ist damit einfach nicht gegeben.«
Sc: »Hat der Arzt wahrscheinlich nicht dran gedacht, weil das ist halt ein Medikament, was zur Operation gegeben wird.«
Sd: »Genau.«
M: »Weil das ist halt ein klassisches ...«
Sd: »Standardprämedikation und da wird nicht unbedingt auch der psychische Zustand beachtet.«

Schüler M bezieht sein Wissen aus einer Patienteninformation zum langfristigen Gebrauch von Benzodiazepinen als Schlaf- und Beruhigungsmittel. Er überträgt den begründeten Warnhinweis, dass diese Medikamente nicht zur therapeutischen Behandlung von psychischen Traumata eingesetzt werden sollten, da sie nicht ursächlich, sondern symptomatisch wirken und gleichzeitig abhängig machen, fachlich falsch auf die Situation der Patientin nach einem Unfalltrauma. Dass Benzodiazepine eben deshalb standardisiert eingesetzt werden, um die psychische Belastung im Zusammenhang mit operativen Eingriffen positiv zu beeinflussen, machen sich die Schüler nicht klar. Hier werden mögliche Nebenwirkungen gründlicher recherchiert als die beabsichtigte Wirkung. Dem erarbeiteten Wissen fehlt es nicht nur an Tiefe, es ist zudem nicht korrekt.

5.1.2 Ansätze einer reflexionsorientierten Gruppeninteraktion

In den POL-Sitzungen an der BKS lassen sich Ansätze einer reflexionsorientierten Gruppeninteraktion beobachten. In der zweiten Sitzung zum Fall »Ich will nach Hause« kommt es in mehreren Gruppen zu Diskussionen und gemeinsamen Überlegungen zum Fall. In jeder Arbeitsgruppe haben mindestens ein bis zwei Schüler gründlich zu medizinisch-chirurgischen Fragen recherchiert. Demgegenüber gibt es auch einige Schüler, die keine Ergebnisse mitbringen und das vorgestellte Wissen eher passiv aufnehmen, einige davon hören aufmerksam zu und fragen nach.

Ein Beispiel für die motivierte Recherche einiger Schüler enthält die folgende Sequenz zu der Lernfrage »Wie ist die Behandlung bei Unterschenkeltrümmerfraktur?«, in der die Schüler zunächst vortragen, welche Formen der Osteosynthese sie gefunden haben:

L: »Hier geht's ja um ne Unterschenkel**trümmer**fraktur.«
Sb: »Ja, sicherlich, das ist schon richtig, aber wie gesagt, ich hab da zu den Trümmerfrakturen direkt so, auf den Bereich bezogen, nicht das gefunden, was ich finden wollte. Klar, Trümmerfrakturen und so weiter, da stand zu Femurfrakturen mit Gammanagel und was es da nicht so alles gibt, aber speziell hier in dem Bereich, da war nichts zu finden.«
Sa: »Ich hab hier nur bei der Osteosynthese, dass man ne Möglichkeit hat, die beiden Knochenenden mit ner Platte zu verschrauben.«
L: »Die beiden Knochenenden?«
Sa: »Die noch übrig sind. Aber, es gibt die Möglichkeit, mit speziellen Klebstoffen, resorbierbaren Klebstoffen bzw. so Ministiften, auch resorbierbar, die einzelnen Frakturfragmente, Knochenfragmente wieder aneinander zu leimen. Das wäre eine gewisse Möglichkeit. Ob die jetzt hier indiziert ist, weiß ich nicht, auf jeden Fall ist das möglich, aber bei ner Trümmerfraktur dächte ich eigentlich noch mal an einen Fixateur als praktische Methode.«
Sb: »Dasselbe habe ich auch, dass Fixateure extern bei offenen Frakturen als auch bei Trümmerfrakturen angewendet werden, abhängig von der Frakturform. Mögliche Komplikationen sind eine Infektion der Weichteile und des Knochens.«

Im nächsten Schritt fordert der Tutor die Schüler auf, ihre Erkenntnisse auf den Fall und die hier durchgeführte Extension zu beziehen. Sa berichtet, er habe nur etwas zu Trümmerfrakturen bei einem Knochen und nicht bei zwei Knochen gefunden. Nach seiner Recherche werde eine Extension als konservative Behandlungsform heute nur noch selten durchgeführt, höchstens zur Überbrückung in der Nacht oder am Wochenende oder eben im Falle einer Schenkelhalsfraktur oder einer pertrochantären Femurfraktur. Im weiteren Gespräch entwickelt der Tutor gemeinsam mit den Schülern die Schlussfolgerung, dass es sich im Fallbeispiel um eine kurzfristige Überbrückung handelt. Zwei Schüler wollen sich damit nicht zufrieden geben. Sb argumentiert, dass man statt der Extension auch gleich die Osteosynthese hätte durchführen können. Sa bringt sein bereits vorgestelltes Wissen zur Schwellung bei Frakturen ein und vermutet, dass eine Osteosynthese am Folgetag bei einem Liter Blut im Gewebe eher unwahrscheinlich ist.

Die Sequenz zeigt eine intensive und fallbezogene Auseinandersetzung mit medizinischem Wissen zum Thema »Behandlung einer Unterschenkeltrümmerfraktur«. Vor allem die Schüler Sa und Sb haben bei ihrer Recherche einen erheblichen Ehrgeiz entwickelt. Diese Schüler haben vermutlich anwendungsbezogenes Fachwissen erworben, das dauerhaft gefestigt ist. Für die aktiv beteiligten Gruppenmitglieder kann diese Diskussion als reflexionsorientiert gewertet werden, wobei zu vermuten ist, dass auch Schüler, die sich nicht so umfangreich vorbereitet haben, von den Ergebnissen profitieren.

5.2 Kompetenzerwerb aus der Perspektive der Lernenden

Mit dem Problemorientierten Lernen werden weitreichende Ziele verbunden. Dazu zählen die Aneignung von kontextbezogenem Wissen, Selbstlernkompetenz und kritischem Denken. Die Motivation der Lernenden ist u.a. davon abhängig, ob sie vom Nutzen der Methode überzeugt sind. Am UKE wurden ausgewählte Teilnehmer mehrerer Weiterbildungskurse, an der BKS ausgewählte Schüler eines Kurses, der sich am Ende des ersten Ausbildungsjahres befand, sowie Schüler eines Kurses zu Beginn des dritten Ausbildungsjahres befragt. Bei der Auswahl der Probanden wurden sowohl solche berücksichtigt, die sich eher positiv zum POL, als auch solche, die sich dem POL gegenüber eher ablehnend äußern. Im Ergebnis gelangen die Teilnehmer der Fachweiterbildung teilweise zu einer etwas anderen Einschätzung der Effekte als die Auszubildenden.

Für beide Lernendengruppen sind die Vorteile des POL in Bezug auf **Selbstlernen und lebenslanges Lernen** evident. Insbesondere das Recherchieren gilt den meisten Lernenden als wirkungsvollster Lerneffekt.

- »Lerneffekt ist für mich eher das Recherchieren.«
- »POL bringt auch was, weil ich selbst recherchieren muss ...«

Im Hinblick auf den **Wissenserwerb** betonen einige Teilnehmer der Fachweiterbildung wie auch die meisten Schüler die Nachhaltigkeit und Intensität des Gelernten.

- »Intensiviert das Wissen, gibt Diskussionsstoff, man kann Fragen stellen, es gibt nicht diesen blöden Frontalunterricht.«
- »Das Konzept POL ist da besser als der theoretische Unterricht: es bleibt mehr hängen.«
- »Wenn mir ein Dozent etwas erzählt, zum Beispiel heute Schmerzmanagement, dann ist das interessant, man hört sich das an und man schaut es sich vielleicht vor der Klausur noch mal an, aber wenn ich mich selbst damit auseinandersetzen muss, dann schau ich ins Internet, such mir Literatur und lese es mir bewusst durch. Man lernt nachhaltiger.«
- »Man erwirbt mehr Wissen, weil man mehr mitdenken muss.«

Die meisten Teilnehmer und Schüler im dritten Ausbildungsjahr beklagen allerdings die ihrer Meinung nach mangelnde Effektivität der Lehr-/Lernform. Dass der Fall zunächst auf der Basis des Vorverständnisses bearbeitet wird und vielfältige Hypothesen generiert werden sollen, ist den Teilnehmern zu zeitaufwändig.

- »Der Weg zum Lernziel über die einzelnen Schritte ist oft zu lang. Als Praktiker habe ich oft schneller im Kopf, worum es geht und brauche nicht solche Umwege.«
- »Das ist zu bürokratisch. Ich könnte die Lernziele in fünf Minuten festlegen, aber in der Gruppe dauert es einfach zu lang.«
- »Das fehlende Fachwissen am Anfang finde ich nicht sinnvoll; wir hangeln uns allein durch, ohne fachliche Anleitung. Ich habe mir mein Wissen durch Frontalunterricht angeeignet und ich finde es besser, wenn da ein Fachmann vorn steht und Wissen vermittelt, worüber man dann auch diskutieren kann.«

Daher präferieren einige Teilnehmer und Schüler explizit den traditionellen vermittelnden Unterricht.

- »Ich hätte lieber guten Dozentenunterricht.«
- »Ich lerne mehr im Frontalunterricht.«

Insbesondere die Teilnehmer der Weiterbildung sind der Ansicht, dass das POL Bewusstheit über das »Wie« und »Warum« des täglichen Handelns fördert und damit **kritische Perspektiven jenseits von Routine und Regelförmigkeit** eröffnet. Sie führen dies vor allem auf die Reflexion von authentischen Fällen aus der Berufspraxis zurück.

- »Gibt viele Denkanstöße. Gibt eine Änderung der Denkweise. Man wird offener.«
- »In den Fällen werden oft negative Dinge dargestellt, die falsch laufen, aber die im Praxisalltag oft üblich sind, Wenn wir darüber diskutieren, wird uns manches bewusster und das schult unsere Professionalität.«
- »Das schärft die Wahrnehmung auf Station.«
- »Durch die verschiedenen Hypothesen und Lösungsmöglichkeiten eines Falls wird klarer, dass man es eben auch anders und nicht nur nach Schema F machen kann.«
- »Positiv bei POL finde ich das breitere Verständnis für Pflegeprobleme, das Aufzeigen von alternativen Handlungsweisen und verschiedenen Problemlösungen.«

Andere Teilnehmer betonen die mangelnde Praxisrelevanz des POL und unterstellen dabei, dass die Schritte als Anleitung für die Bearbeitung und Lösung von Praxissituationen gedacht sind. Sie bezweifeln vor diesem Hintergrund die Eignung der Methode.

- »Ja, aber dieses bewusste Hypothesenbilden macht man ja nicht in der Praxis, ich glaube, das ist ein unbewusster Prozess, man kommt ins Zimmer, hat seine Patienten, überlegt, was das Problem sein könnte, hat dann seine eigenen Hypothesen, aber dann kommuniziert man mit dem Arzt, ich habe jetzt das und das wahrgenommen bei dem Patienten.«
- »POL ist eine didaktische Methode, die in der Praxis nicht umsetzbar ist. Dafür brauche ich Raum und Zeit. Die Methode ist einfach ineffektiv bezüglich der Zeit. Sie ist nur für die Ausbildung geeignet, nicht für die Praxis, da gehe ich nicht nach POL vor, ich habe keine Zeit, Hypothesen zu bilden und zu recherchieren.«
- »In der Praxis hat man keine Zeit, Hypothesen zu bilden, man muss allein sofort reagieren ...«

Kritisches Denken wird von den Schülern am Ende des ersten Ausbildungsjahres nicht als Effekt des POL wahrgenommen, sie legen das Schwergewicht auf die Aneignung von **sozialer und kommunikativer sowie von Selbstkompetenz**.

- »Eine Zeit stand der Gruppenprozess mehr im Vordergrund als die Ziele. Aber da haben wir ganz viel gelernt – das müssen wir im Krankenhaus auch, gerade wir müssen uns ja in der Ausbildung ständig in neue Gruppen einfinden – immer wieder. Da ist das wichtig, dass man lernt, Sachen auszusprechen und zu klären.«
- »Man wird in der Gruppe offener, kann auch üben, um später in der Klasse vorzutragen.«
- »Bin noch ängstlich in der Moderatorenrolle – ich bin nicht so die, die viel redet, aber mein Dozent hat auch gesagt, das wäre gut für mich. Ich hab kein Problem, das mal zu machen, ist ja auch gut für mich, dass ich das mal machen kann.«
- »Ich lerne, mich zurückzuziehen, das war schon immer mein Problem. Der eine lernt, mehr zu reden, der andere, sich zurückzuhalten.«

In Bezug auf die **Methodenkompetenz** sehen die Auszubildenden in der Aneignung der durch das POL vorgegebenen Gruppenarbeitsstrukturen einen Gewinn.

- »Finde ich gut, dass man das für sich hat, dass man das alles lernt, Gruppen leiten, alles schnell aufschreiben.«
- »Die Struktur gibt Prozesse vor. Das Konzept, wer was macht, ist gut.«
- »POL schwappt auf die anderen Gruppenarbeiten über. Vielleicht noch nicht ganz so strukturiert. Vielleicht benennt man nicht offiziell Moderator oder Schriftführer – aber in einer Gruppe haben wir das übertragen, weil wir gemerkt haben, das lief nicht so.«

Im Unterschied zu den Schülern am Ende des ersten Ausbildungsjahres lassen einige Schüler zu Beginn des dritten Ausbildungsjahres eine Verlagerung des Interesses weg von der Wissensorientierung hin zur Entwicklung von **Deutungs- und Reflexionskompetenz** erkennen. Als wichtig wird dabei die gemeinsame Interaktion in der Gruppe und mit dem Tutor angesehen.

- »Aber wir haben dann wirklich diskutiert und uns gegenseitig ergänzt – das war gut. Nur Fakten finde ich Schwachsinn, bei Diskussionen hat man mehr davon, da hat man mehr Spaß und man sieht aus verschiedenen Blickwinkeln besser, da bleibt mehr hängen.«

In mehreren Interviews betonen die Schüler jetzt in Abgrenzung zur Suche nach regelförmigen Lösungen stärker Aspekte, die auf die Erweiterung des Horizontes durch Hypothesenbildung und die damit verbundene Forderung, auch das Unmögliche zu denken, abheben. In der gemeinsamen Deutung der Fallsituation wird die Gelegenheit zum Perspektivenwechsel gesehen.

- »Man befasst sich, durch die Hypothesenbildung, mit ganz anderen Fragen und man bekommt einen größeren Horizont für den Fall.«
- »Man lernt mit Sicherheit, verschiedene Blickwinkel einzunehmen. Jeder hat seinen anderen Blickwinkel und wenn die zusammenkommen, hat man ein breiteres Spektrum. Das gibt eine breitere, umfassendere Sicht.«

Gerade in der Entwicklung der Fähigkeit zu einem **mehrperspektivischen, offenen Denken** sieht eine Schülerin die Praxisrelevanz von POL. Diese Fähigkeit wird aus ihrer Sicht in der lehrerzentrierten Struktur des Systems Schule sonst eher selten gefördert.

- I: »Wie schätzen Sie dieses Denken in Bezug auf Ihr Handeln in der Praxis ein?«
- S2F: »In der Praxis denkt man immer weiter – in der Schule guckt man eher, was die Lehrer von einem erwarten.

Im Gegensatz zur ersten Schülerbefragung werden zu Beginn des dritten Ausbildungsjahres die Möglichkeiten, durch POL soziale, personale und kommunikative Kompetenzen zu entwickeln, kaum noch benannt.

Die Befunde der Lernendenbefragungen zum Kompetenzgewinn beim POL lassen sich dahingehend zusammenfassen, dass der Nutzen des POL primär in den Bereichen des Selbstlernens (beide Lernendengruppen), der kritischen Reflexionsfähigkeit

(Teilnehmer der Weiterbildung sowie einige Schüler zu Beginn des dritten Ausbildungsjahres) sowie der sozialen, kommunikativen und personalen Kompetenz (Schüler am Ende des ersten Ausbildungsjahres) gesehen wird. Die Menge des angeeigneten Fachwissens ist nach Meinung der Lernenden zwar geringer als im traditionellen Unterricht, das Lernen ist dafür aber intensiver und nachhaltiger. Diesen Aspekt beurteilen insbesondere Ausbildende im dritten Ausbildungjahr eher kritisch. Die Lernenden bestätigen damit tendenziell die Ergebnisse von Wirksamkeitsstudien (s. Beitrag *Darmann-Finck* in diesem Buch: Zur Wirksamkeit und zu den Wirkhintergründen des Problemorientierten Lernens in der Pflegeaus-, -fort- und -weiterbildung). Des Weiteren lässt sich feststellen, dass die Lernenden bei der Bewertung des POL gespalten sind: einige Lernende lehnen das POL vehement ab, andere sehen eher die Potenziale des POL.

5.3 Zusammenfassung und Diskussion

Folgende Ergebnisse hinsichtlich der eingangs formulierten Forschungsfragen lassen sich festhalten:

- In der Pflegeerstausbildung wird das Lernangebot des POL von den Lernenden vorwiegend im Modus der aufgabenorientierten Interaktion bearbeitet. Im Vordergrund steht dabei die Erfüllung der gestellten Aufgabe (die Schritte 1 bis 7 vorschriftsgemäß abarbeiten) und die Aneignung von Regelwissen, wobei der Fall in erster Linie als Stichwortgeber aufgefasst wird. Nur in Ansätzen und in einzelnen Sequenzen konnte eine reflexionsorientierte Gruppeninteraktion festgestellt werden. In der Weiterbildung Anästhesie- und Intensivpflege dagegen ist die Interaktion in einigen Gruppen durch ein verhältnismäßig hohes Maß an Reflexionsorientierung gekennzeichnet.
- Die Lernenden beurteilen das POL durchaus als wirkungsvoll, sehen aber auch die Grenzen des Lehr-/Lernarrangements, beispielsweise für die Erarbeitung von fundiertem Fachwissen. Hinsichtlich der Beurteilung des Nutzens des POL bestehen innerhalb der Lerngruppen große Differenzen.

Sowohl die Ergebnisse zur Rezeption als auch zur Beurteilung des Lernangebots durch die Lernenden sprechen dafür, dass das Lernangebot durchaus motivierend wirkt, aber doch nicht in dem Ausmaß, wie es die Theorie oder manche empirische Befunde glauben lassen.

Folgende Gründe können für diese Diskrepanz verantwortlich sein:

- Der große Niveauunterschied in den Gruppeninteraktionen zwischen den Schülern an der BKS und den Teilnehmern der Weiterbildung Anästhesie- und Intensivpflege legt nahe, dass eine zentrale Ursache für das geringe Ausmaß an Reflexionsorientierung an der BKS im Ausbildungsstand der Schüler zu suchen ist. Diese befinden sich in der Pflegeerstausbildung und werden mit dem POL von Beginn der Ausbildung an konfrontiert. *Benner* (1994) erwartet in ihrer Rezeption des Dreyfus'schen Kompetenzmodells, dass Pflegende in der Erstausbildung allenfalls die Stufe des »Kompetent Handelnden« erreichen können. Geht man davon aus, dass diese Stufe am Ende der dreijährigen Ausbildung steht, dann befinden sich die Schüler, die im Rahmen der Evaluation erfasst wurden, noch auf den Stufen des Anfängers oder des Fortgeschrittenen Anfängers. Während der Anfänger sich in seinem Handeln dem Kompetenzmodell zufolge noch vollständig an Regeln und Prinzipien orientiert, passen Fortgeschrittene Anfänger ihr Handeln bereits an situative Erfordernisse an, dies erfolgt aber nicht implizit, sondern durch einen bewussten Entscheidungsprozess. Die Situationen werden auch von den Fortgeschrittenen Anfängern noch stark als standardisiert wahrgenommen. Beide Entwicklungsstufen sind durch das Festhalten an Regeln und standardisierten Situationsmerkmalen geprägt. Auch wenn man dem Kompetenzmodell nicht in allen Punkten folgen muss (beispielsweise nicht, was die Schlussfolgerungen für die Förderung von Urteilsfähigkeit angeht), so lässt sich doch die Hypothese ableiten, dass die Schüler in der Pflegeerstausbildung möglicherweise von der Kompetenzentwicklung her noch nicht die Voraussetzungen erlangt haben, um mit den geschilderten Fallsituationen schon überwiegend reflexionsorientiert zu arbeiten. Vor diesem Hintergrund kann vermutet werden, dass zum Ende der Ausbildung eher reflexionsorientierte oder Ansätze reflexionsorientierter Gruppeninteraktionen zu erwarten sind. Diese Überlegungen sollten aber nicht zu dem Rückschluss führen, die Befähigung zu reflexionsorientierten Gruppeninteraktionen als Ziel aus der Erstausbildung von Pflegekräften auszuschließen. Diese Kompetenz sollte im Gegenteil von Beginn an gestärkt bzw. überhaupt angeregt werden. Hierfür müssen geeignete Tutoreninterventionen weiterentwickelt werden.

- Weitere Gründe für die Dominanz der Aufgabenorientierung könnten in der vorangegangenen schulischen Sozialisation oder in der beruflichen Sozialisation im Krankenhaus liegen. Fallverstehen und Reflexionsorientierung im Handeln haben ebenso wie der Zweifel an tradierten Regeln bzw. die Frage nach einer wissenschaftsbasierten Begründung von Regelwissen in der Pflegepraxis kaum Tradition (vgl. *Weidner* 1995). Entsprechend sind auch den Pflegelehrenden und -praktikern diese Kulturformen noch eher unvertraut.
- Die Ergebnisse können außerdem als Beispiel für die »Sinndifferenzen als Strukturmerkmal normalen Unterrichts« gedeutet werden (*Bosse und Messner* 1987:102). Aus interaktionistischer Perspektive ist anzuerkennen, dass die am Unterricht Beteiligten, Lehrer und Schüler, durch unterschiedliche Antriebe, Bedürfnisse und Interessen geleitet werden. Die Schüler verbinden mit schulischem Unterricht neben den lernzielbezogenen auch »nicht lernzielbezogene Sinngebungen« (*ebd.*:106), die sich beispielsweise in Nebentätigkeiten ausdrücken, aber auch in den Gesprächen über den Unterrichtsgegenstand selbst niederschlagen können. Die Verhaltensweisen der Schüler, medizinische Themen bei der Problemhierarchisierung zu priorisieren oder mit ihren Lernfragen auf Regelwissen zu zielen, können vor diesem Hintergrund auch als Strategien interpretiert werden, den Rechercheaufwand möglichst gering zu halten oder die gestellte Aufgabe (POL) möglichst schnell hinter sich zu bringen. Den beim selbstgesteuerten Lernen gegebenen Handlungs- und Entscheidungsspielraum nutzen die Lernenden, um ihren diesbezüglichen Handlungszielen nachzugehen. Die dem POL zu Grunde liegenden Lehr-/Lerntheorien berücksichtigen zu wenig, dass das Lernen in Institutionen

stattfindet und dass es durch die damit verbundene Fremdbestimmung (die Lernenden haben sich weder die Lehr-/Lernform noch den Fall, die Mitschüler oder den Tutor ausgesucht) nur in einigen Situationen zu einem freudigen Lernen aus innerem Antrieb kommt.

- Das Vorherrschen einer aufgabenorientierten Interaktion in den Kleingruppengesprächen lässt sich möglicherweise zu einem Teil auf fehlende bzw. nicht ausreichende Tutorinterventionen zurückführen. Dass viele Tutoren sich in den POL-Sitzungen stark zurückhalten und darauf verzichten, den Lern- und Denkprozess der Schüler mit Impulsen zu befördern, ist auch auf die POL-Literatur zurückzuführen, an der sich die Tutoren orientieren und in der den Tutoren häufig nur eine »pädagogische« und keinerlei »fachliche« Funktion zugeschrieben wird (s. Beitrag *Darmann-Finck* in diesem Buch: Was müssen Tutoren können? Zur Professionalität von Tutoren).
- Nicht zuletzt spielen bei der Rezeption und Bewertung des Lernangebots individuelle Besonderheiten der Schüler eine Rolle. *Huber* (1995) unterscheidet in Anschluss an *Sorrentino et al.* (z.B. *Sorrentino und Short* 1986) z.B. gewissheits- und ungewissheitsorientierte Schüler bzw. Lernende. Während ungewissheitsorientierte Menschen besonders motiviert sind, sich mit Situationen zu befassen, deren Ausgang noch offen ist, bevorzugen gewissheitsorientierte Menschen Situationen, die voraussichtlich nichts Neues ergeben. Diese unterschiedlichen Orientierungspräferenzen führen bei der Konfrontation mit einem Lehr-/Lernarrangement wie dem POL zu unterschiedlichen Bewertungen und unterschiedlichem Engagement der Lernenden. Auch die individuell entwickelten Lernstile sind vermutlich mehr oder weniger mit der Methode des POL vereinbar. *Bremer* (2000) untersucht die Akzeptanz von Gruppenarbeiten und Rollenspielen in virtuellen Tutorien bei Studierenden der Wirtschaftswissenschaften und greift dabei auf die Lernstilanalyse nach *Kolb* zurück (*Kolb* 1985, zit. nach *ebd.*:146ff). Danach können eher solche Personen etwas mit interaktionsorientierten Lernangeboten anfangen, die einen Lernstil entwickelt haben, der auf konkrete Erfahrungen durch aktives Experimentieren oder reflektierendes Beobachten zielt (Lerntypus der Akkomodierer bzw. Divergierer). Personen, die in ihrem Lernstil eher auf Ableitungen aus abstrakter Begriffsbildung ausgerichtet sind, schätzen solche Lernformen eher kritisch ein (Konvergierer und Assimilierer). Vor allem Personen vom Lerntypus Assimilierer, also solche, die zur abstrakten Begriffsbildung vor allem das reflektierte Beobachten als Lernstil ausgeprägt haben und an der Erzeugung theoretischer Modelle interessiert sind, bevorzugen eher individuelle Lernformen. Diese und andere Persönlichkeitsmerkmale könnten auch für die unterschiedliche Bewertung des POL durch die Lernenden verantwortlich sein. Zwar stehen vergleichbare Untersuchungen für das POL noch aus, es lässt sich aber vermuten, dass die Lernmethode nicht für alle Lernenden gleichermaßen optimal geeignet ist.

Welche Schlussfolgerungen lassen sich aus den Ergebnissen und deren Hintergründe ziehen? Erstens sollten diejenigen, die das POL an ihrer Bildungseinrichtung einführen möchten, realistische Erwartungen mit dem POL verknüpfen – insbesondere hinsichtlich der Motivation der Lernenden, aber auch hinsichtlich der Wirkungen.

Zweitens sollten schüler- und lehrerzentrierte Lehr-/Lernphasen gleichermaßen im Curriculum berücksichtigt werden. Drittens sollte das POL mit einer ausgeprägten Feedbackkultur verbunden werden. Einwände der Lernenden sollten ernstgenommen werden und ggf. zu Modifikationen des Lehr-/Lernarrangements führen (vgl. *Bastian et al.* 2005). Schließlich belegen die Ergebnisse zur Rezeption des POL durch die Lernenden, dass gezielte Tutorinterventionen unabdingbar sind, um ein niveauvolles Gruppengespräch anzuregen.

Literatur

Bastian, J.; Combe, A.; Langer, R. (2005): Durch Schülerrückmeldung den Unterricht verbessern. In: Pädagogik, 59(2)/05, S. 6–9.

Benner, P. (1994): Stufen zur Pflegekompetenz. From Novice to Expert. Huber, Bern.

Bosse, D.; Messner, R. (1987): Über die didaktische Fiktion eines »ungestörten« Unterrichts. In: Ludwig, O. et al. (Hrsg.): Unterrichtsstörungen. Dokumentation, Entzifferung, Produktives Gestalten. Friedrich, Seelze. S. 101–107.

Bremer, C. (2000): Virtuelles Lernen in Gruppen: Rollenspiele und Online-Diskussionen und die Bedeutung von Lerntypen. In: Scheuermann, F. (Hrsg.): Campus 2000. Lernen von neuen Organisationsformen. Waxmann, Münster. S. 135–148.

Deppermann, A. (1999): Gespräche analysieren. Leske+Budrich, Opladen.

Gudjons, H. (2001): Handlungsorientiert lehren und lernen. Schüleraktivierung – Selbsttätigkeit – Projektarbeit. 6. Aufl. Klinkhardt, Bad Heilbrunn.

Hardt, B.; Zaib, V.; Kleinbeck, U.; Metz-Göckel, H. (1996): Untersuchungen zu Motivierungspotential und Lernmotivation in der kaufmännischen Erstausbildung. In: Beck, K.; Heid, H. (Hrsg.): Lehr-Lern-Prozesse in der kaufmännischen Erstausbildung – Wissenserwerb, Motivierungsgeschehen und Handlungskompetenzen. In: Zeitschrift für Berufs- und Wirtschaftspädagogik, Beiheft 13. Franz Steiner, Stuttgart. S. 128–149.

Huber, G. L. (1995): Lernprozesse in Kleingruppen: wie kooperieren die Lerner? In: Unterrichtswissenschaft, 23(4)/95, S. 316–331.

Mayring, P. (2003): Qualitative Inhaltsanalyse. 8. Aufl. Beltz, Weinheim.

Sorrentino, R. M.; Short, J.-A. C. (1986): Uncertainty orientation, motivation and dognition. In: Sorrentino, R. M.; Higgins, E. T. (Hrsg.): The handbook of motivation and cognition: Foundations of social behavior. Guilford, New York. S. 379–403.

Weidner, F. (1995): Professionelle Pflegepraxis – ausgewählte Ergebnisse einer Untersuchung auf der Grundlage eines handlungsorientierten Professionalisierungsverständnisses. In: Pflege, 8(1)/95, S. 49–58.

Wilkie, K. (2001): Das Wesen des problemorientierten Lernens. In: Glen, S.; Wilkie, K.: Problemorientiertes Lernen für Pflegende und Hebammen. Huber, Bern. S. 37–64.

6 Was müssen Tutoren können? Zur Professionalität von Tutoren

Ingrid Darmann-Finck

In den unterschiedlichen Publikationen zum problemorientierten Lernen besteht Einigkeit darüber, dass die Aufgabe der Tutoren in erster Linie in der Fazilitation von Lernprozessen und nicht oder nur in Ausnahmefällen in der Darbietung von Fachwissen besteht (z. B. *van Meer* 1994a,:92). Die Fähigkeit zuzuhören sowie ein Verständnis von gruppendynamischen Prozessen werden dabei als Qualitäten von Tutoren genannt, um »den Studierenden die Freiheit, für sich selbst zu lernen, zu ermöglichen« (*Frost* 1996:1050, Übersetzung I. Darmann-Finck). Das Verfügen über Fachwissen wird demgegenüber als weniger bedeutsam, wenn nicht sogar hinderlich eingestuft. *Engel* (1992) fand heraus, dass POL-Tutoren, die über ein hohes Expertenwissen verfügen, dazu tendieren, direktiver zu agieren als solche mit wenig Expertenwissen. Um Ambitionen, den Lernprozess stärker zu kontrollieren, zu unterbinden, wurden die Tutoren an der McMaster Universität stets außerhalb ihrer Fachexpertise eingesetzt (*Frost* 1996). Andererseits berichten *Albanese und Mitchell* (1993, zit. nach *Frost* 1996), dass die Lernenden Tutoren mit Sachkompetenz bevorzugen. *Frost* (1996) kommt daher zu dem Schluss, dass Tutoren sowohl sach- als auch pädagogisch kompetent sein sollten.

Die Frage, was POL-Tutoren können müssen, wird im Folgenden anhand von Erfahrungen aus zwei Projekten[24] und von Interviews mit zwei aktiven POL-Tutoren aus diesen Projekten konkretisiert. Mit den beiden Tutoren wurden ausführliche (ca. 60 min) leitfadengestützte Interviews geführt[25], die durch Analyse auf Gemeinsamkeiten ausgewertet wurden.[26] Während ein Tutor POL-Gruppen im Rahmen der Fachweiterbildung Intensiv- und Anästhesiepflege begleitet (T1), ist der andere in der Gesundheits- und Krankenpflegeausbildung tätig (T2).

[24] Es handelt sich um die Projekte »Neue Lehr-/Lernformen in der Fachweiterbildung Anästhesie- und Intensivpflege« (Bildungsakademie des Universitätsklinikum Hamburg-Eppendorf) und »Integration von problemorientierten Lerneinheiten in die Ausbildung von Gesundheits- und KrankenpflegerInnen« (Bremer Krankenpflegeschule). Beide wurden von der Robert-Bosch-Stiftung finanziell unterstützt.

[25] Die Interviews wurden von Helga Stachow, M. A., Hamburg, durchgeführt.

[26] Für die Auswertung danke ich Matthias Zündel. Er ist Mitglied des Hans-Böckler-Promotionskollegs »NutzerInnenorientierte Gesundheitssicherung« am Institut für Public Health und Pflegeforschung der Universität Bremen.

Im Ergebnis konnten aus Sicht der Tutoren drei zentrale Aufgabenbereiche ermittelt werden:

1. Bei der Moderation unterstützen,
2. Horizonterweiterung anregen und
3. Feedback geben.

Diese Aufgaben erfordern von den Tutoren in unterschiedlichem Ausmaß sowohl pädagogische als auch Fachkompetenz. Pädagogische Kompetenz ist vor allem insofern gefragt, als die Tutoren – mehr als bei weitgehend lehrergesteuerten Lehr-/Lernformen – den Lernprozess in der Kleingruppe beobachten und erkennen müssen, wann die Lernenden bei der selbstgesteuerten Bearbeitung des Falls Unterstützung benötigen und welche Art von Impulsen den Lernprozess wirklich anregt und nicht zum Erliegen bringt. Ohne dieses situative pädagogische Urteilsvermögen können fachlich gut begründete Hinweise völlig ins Leere laufen oder sogar Schaden anrichten. Fachliche Kompetenz ist unabdingbar, damit die Tutoren die Äußerungen der Lernenden überhaupt beurteilen und z. B. feststellen können, ob sie den Gegenstand fachlich genügend durchdrungen haben. Im Folgenden werden zunächst die drei Aufgabenbereiche beschrieben und anhand der Interviewäußerungen veranschaulicht. Abschließend wird die in den Befunden ersichtlich werdende notwendige Kompetenz von Tutoren, auf der Basis ihres Fachwissens (damit ist sowohl pädaogisches als auch pflegewissenschaftliches Fachwissen gemeint) situations- und personengerechte Interventionen zu generieren, in den Kontext professionstheoretischer Überlegungen gestellt und Schlussfolgerungen für die Qualifizierung von Tutoren gezogen.

6.1 Bei der Moderation unterstützen

Obwohl die Moderation durch die Lernenden selbst erfolgt, müssen die Tutoren den Moderationsprozess weiterhin im Blick behalten, um den Moderatoren ggf. helfend unter die Arme greifen zu können. Das Ausmaß der Unterstützung ist abhängig von den Fähigkeiten des jeweiligen Moderators und vom Bekanntheitsgrad des POL bei den Lernenden.

T2: »Also, wir als Lehrer da hinten sind auch noch so ein bisschen als Steuereinheit mit dabei. Gerade noch am Anfang muss man einfach noch viel eingreifen, so um einfach Regularien zu klären, also was der Protokollant mitschreiben muss, was er nicht mitschreiben muss, was der Schriftführer macht und die Formulierung der einzelnen Fragen.

Das Gespräch zu moderieren bedeutet nicht nur, die einzelnen Schritte des Siebensprungs einzuleiten, sondern auch die Reihenfolge der einzelnen Gesprächsbeiträge zu beachten. Der Moderator vergibt das Rederecht und sorgt für die Einhaltung der Gesprächsregeln (ausreden lassen u. v. m.). Die Tutoren haben außerdem den Anspruch, dass die Moderatoren stillere Teilnehmer in das Gespräch einbeziehen und dominantere bremsen sollten. Sie greifen ein, wenn dies den Moderatoren nicht gelingt oder melden ihre Beobachtung im Feedback zurück.

T1: »POL steht und fällt eben mit einem guten oder einem schlechteren Moderator und je besser der Moderator ist, desto mehr und entspannter kann ich mich zurücklegen, brauch nicht so viel tun, aber ich muss eben trotzdem immer aufpassen und immer ganz aktuell dabei sein, also sehr aufmerksam sein, um Spannungen in der Gruppe mitzukriegen, um zu gucken: Wer arbeitet mit, wer arbeitet nicht so mit, woran kann es liegen, dass der jetzt nicht mitarbeitet? Macht der Moderator seine Sache gut, muss er vielleicht andere miteinbeziehen? Das ist schon sehr, sehr, sehr vielfältig. Und ich finde, also ich bin danach sehr geschafft.«

T1: »Okay, wer hat jetzt schon was gesagt, wer hat noch nichts gesagt und bei dieser zweiten Sitzung muss man auch ein bisschen mehr eingreifen, weil sie stellen ihre Ergebnisse auf unterschiedliche Art und Weise vor. ... Ich lass sie immer zusammentragen und dann eben wenn ich merke, Mensch, einige haben noch nichts gesagt, versuch ich die eben auch noch mit einzubeziehen: Was habt Ihr denn?«

T2: »Die sind stolz ein bisschen und dann wollen sie erzählen, und da muss der Moderator natürlich auch sagen: Stopp, jetzt lass die erstmal ausreden. Oft wird da nicht zugehört. Auch so'n bisschen: Guck mal, ich hab was gefunden und dann will ich das auch präsentieren.«

T2: »Wir versuchen möglichst, es laufen zu lassen, erstmal. Um auch nicht so'ne Frustration da reinzusetzen, wir versuchen das hinterher im Feedback zu sagen: Mensch, motivier doch mal mehr oder nehmen Sie doch auch mal die Schülerin dran. Die hat doch gar nichts gesagt. Oder: Haben Sie gar nicht gemerkt, dass die gar nicht zu Wort gekommen ist, die anderen haben immer gleich was eingegeben.«

Auch wenn die Tutoren der Auffassung sind, dass die moderierenden Teilnehmer oder Schüler Anstöße benötigen, machen sie dabei aber oft die Erfahrung, dass ein Eingriff ihrerseits eine Störung des von den Lernenden gesteuerten Prozesses bedeutet.

T2: »Da ist es dann auch oft so, dass man auch als Tutor sagt: Stopp, jetzt hört doch auch mal, was die gesagt hat. Ich hab mich gewandelt. Ich habe mich die ersten POL-Sitzungen hingesetzt und hab sie machen lassen und jetzt greife ich immer mehr ein. Und das führt natürlich, das merkt man, in dem Moment, wo der Lehrer eingreift, zieht der Moderator sich vollständig zurück. Der ist ja froh, dass er da einen hat, der genau seine Aufgaben übernimmt.«

Das Dilemma, das darin besteht, entweder einzugreifen, um den Moderator zu unterstützen (und dadurch in Kauf zu nehmen, dass sich der Moderator schnell zurückzieht und die Verantwortung für den Moderationsprozess an ihn, den Tutor, abgibt) oder sich zurückzuhalten (und sich dann möglicherweise einen unbefriedigenden, weil wenig strukturierten oder nur von wenigen TeilnehmerInnen bestrittenen Lernprozess einzuhandeln) löst Tutor 2 nach anfänglich geübter Zurückhaltung jetzt stärker in Richtung Intervention.

6.2 Horizonterweiterung anregen

In der Literatur werden häufig nur die pädagogischen Anforderungen an Tutoren hervorgehoben. Eine inhaltliche Horizonterweiterung wird häufig gar nicht intendiert. Die Erfahrungen in den Projekten am Universitätsklinikum Hamburg-Eppendorf und an der Bremer Krankenpflegeschule haben jedoch gezeigt, dass sich die Lernenden häufig mit oberflächlichem, »naivem« und nicht (wissenschaftlich) fundiertem Wissen zufriedengeben. Dieser Mangel an kognitiver Substanz führt in der Folge zu wenig gehaltvollen Diskussionen. Zu einer ähnlichen Einschätzung kommen auch *Andrews und Jones* (1996) auf der Basis einer teilnehmenden Beobachtung einer POL-Gruppe von elf Studierenden über einen Zeitraum von sechs dreistündigen Kleingruppensitzungen. Sie stellen fest, dass die Diskussionen häufig eher oberflächlich blieben, die Studierenden entscheidende Literatur nicht berücksichtigten und Schwierigkeiten hatten, die angemessene Tiefe des Wissens zu bestimmen. Zudem beobachten sie, dass die Studierenden eher darauf bedacht sind, Probleme zu lösen als sie zu identifizieren, Hypothesen aufzustellen und Hintergrundwissen zu erarbeiten.

In den beiden Projekten wurden die Tutoren daher dahingehend geschult, die Lernenden mithilfe von inhaltlichen Impulsen dazu anzuregen, ihr Vorverständnis zu hinterfragen, oberflächliches Wissen zu vertiefen, Quellen zu prüfen und ihr Feedback zu konkretisieren. Nachdem die anfangs anvisierte Rolle des im Hintergrund anwesenden, sich fast unsichtbar machenden, wohlwollenden Experten zugunsten stärkerer Steuerung verlassen wurde, beobachtet Tutor 2 fruchtbarere Ergebnisse.

T2: »Ja, man lenkt. Und ich habe ja gesagt, ich habe am Anfang gar nicht gelenkt, ich habe mich geweigert, weil ich gesagt habe, POL – sie kriegen ja diesen Fahrplan, da steht ja alles, wie sie's machen müssen – Mensch, die sollen jetzt mal alleine machen. Ich weiß nicht, woran es liegt, sie können es ganz schwer, in diesem Stadium ihrer beruflichen Professionalisierung können sie es nicht. Dieses Lenken führt dann oft zu fruchtbaren Ergebnissen. Dass man Fragen entwickelt und sagt: Guckt Euch das noch mal an, und wie ist das.«

Unter Bezug auf die POL-Schritte können folgende Bereiche unterschieden werden, in denen die Tutoren Impulse geben:

- **Problembewusstsein schaffen:** Diese Intervention betrifft den zweiten Schritt des Siebensprungs, das Identifizieren von Problemen. Die Tutoren unterstützen die Lernenden dabei, die in dem Fall enthaltenen Probleme überhaupt zu erkennen.

T1: »Oder wenn eine Schwester sagt: »Ich kann das gar nicht so genau einschätzen, aber es ist irgendwie besser als gestern.« Das war jetzt gerade im letzten Fall. Das sind ja auch so Sachen, da kann man ja auch gucken: Wieso sagt die das, was steckt eigentlich dahinter? Was, und da gucken sie nicht so gerne hin, es fällt ihnen einfach schwerer, da so den Bezug zu herzustellen und sie da noch mal drauf zu stoßen, das ist so, das fällt dem Moderator auch nicht ein. Das kann der nicht und da, denke ich, da ist auch der Tutor ganz oft gefragt, da noch mal Anstoß zu geben und zu sagen: »Habt Ihr so was in der Realität schon erlebt? Habt Ihr so was auf Station erlebt?« Oder auch Umgang mit Angehörigen, dass ich dann den Bezug zur Praxis irgendwie herstelle. Und darüber kommen sie dann meistens.«

T2: »In diesem Fall, bei diesem Fallbeispiel konkret war es jetzt so, dass die Schüler über die Hälfte des Textes gelesen hatten und noch kein Problem gesehen hatten. Wo aber aus unserer Sicht der Autoren, ich hab mehrere Probleme schon dort stecken, und dann musste der Tutor wieder eingreifen und sagen, guckt Euch mal die einzelnen Sätze an, ob da nicht doch ein Problem drinsteckt. Also so zum Beispiel in Äußerungen von Patienten, wenn die Patientin sagt, ich will nach Hause und es geht keiner darauf ein. Dann muss man vielleicht als Tutor sagen, warum will jemand nach Hause, wenn man doch weiß, dass die schwer krank ist?«

T2: »Zum Beispiel, wenn wir schreiben, die Kollegin rollt mit den Augen, dann sagen die Schüler oft: Das ist doch kein Problem. Also erstmal nur rauszukriegen und zu sagen: die rollt mit den Augen, das ist erstmal ein Problem in der Kommunikation. Das erstmal rauszufinden. Ich weiß nicht, ob nicht in der Praxis so was als normal hingenommen ▸▸

> wird. Also, wenn ich jetzt sage, ich bekomme eine Patientin, die hat das und das Krankheitsbild, und das ist ein nerviges Krankheitsbild, dass die Kollegen alle mit den Augen rollen. Oahh, schon wieder so eine. »Also ist das doch normal, das ist doch kein Problem, das machen ja alle so.« Und dann definiert der Schüler das auch nicht als Problem. Und das ist für uns, wo wir als Autoren wieder da sitzen, dass wir eigentlich sagen müssen: Lest doch noch mal! Warum rollt die denn mit den Augen. Ja! Also, man sitzt da und sagt, warum erkennen sie das nicht. Also es fehlt ihnen teilweise berufliche Erfahrung, da ein Problem drin zu sehen.«

Insbesondere beobachten die Tutoren bei den Lernenden Schwierigkeiten in der Ermittlung von Problemen im psychosozialen Bereich bzw. in der Kommunikation. Diese Schwierigkeiten lassen sich den Vermutungen der Tutoren zufolge möglicherweise darauf zurückführen, dass die Lernenden so stark in der Stationsroutine verhaftet sind, dass sie die Fragwürdigkeit einiger Praktiken gar nicht mehr wahrnehmen.

- **Falsches Wissen korrigieren:** Sowohl in der ersten als auch in der zweiten Sitzung präsentieren die Teilnehmer Wissen, Vorwissen in der ersten Sitzung und neu erarbeitetes Wissen in der zweiten Sitzung. Die Tutoren schreiten dann ein, wenn dieses Wissen fachlich falsch ist.

> T1: »Und ich greife natürlich schon ein, auch wenn wirklich fachlich auch einfach was falsch ist. Das muss ich. Wenn jemand, gibt es ja, wirklich jemand in der Gruppe behauptet: »Soundso ist das.« Und es ist einfach fachlich falsch, dann muss ich eingreifen, und das mach ich dann auch sofort. Weil das nützt niemandem, wenn dann die ganze Gruppe meint, so soll es sein, weil es gibt ja Leute, die wirklich falsches Fachwissen mit einer Vehemenz (lacht) betreiben. Und da muss man dann intervenieren.«

- **Inhaltliche Vertiefung anregen:** Auch diese Intervention betrifft sowohl die erste als auch die zweite Sitzung. In der ersten Sitzung erklären sich die Schüler auf der Basis ihres Vorwissens die im Fall enthaltenen Probleme. Können die Lernenden ihre Hypothesen nicht oder nicht genügend fundiert erläutern, treten Wissenslücken zu Tage, die Ausgangspunkt für Lernfragen sind. An dieser Stelle fehlt den Lernenden häufig der Maßstab, wann ihr Wissen ausreichend ist. Die Tutoren geben daher Impulse, damit die Lernenden ihre Wissenslücken erkennen können. In der zweiten Sitzung präsentieren die Lernenden das neu erarbeitete Wissen. Dabei benügen sie sich häufig mit aus Lehrbüchern oder aus dem Internet übernommenen Schlagwortwissen, das sie weder durchdrungen noch auf den Fall bezogen haben.

T1: »Haben sie die Facette des Falles wirklich erfasst? Oder muss ich dann irgendwo noch mal weitermachen? Und es ist so und es bleibt auch eigentlich auch so, dass die Teilnehmer sich gerne an der Oberfläche bewegen. Das war am Anfang von POL so und das ist auch noch jetzt nach der langen Zeit eigentlich immer noch so. Und man muss dann schon also immer vertiefen, noch mal nachfragen als Tutor, um wirklich an den Kern der ganzen Sache auch zu kommen.«

T1: »Aber der Tutor hat dann so die Aufgabe, okay, muss ich jetzt nachfragen oder nicht, wenn ich den Eindruck habe, im Grunde wissen sie alle gar nicht so ganz genau, was das ist. Wenn ich jetzt anfange nachzufragen, dann kommen wir da ganz schnell hin und bei gewissen großen Themen, oder wenn es für den Fall sehr relevant ist, dann mach ich das auch. Und sag: Ok, dann erklärt doch mal mit eigenen Worten: Was ist Locked In?«

Tutor 1 hat die Erfahrung gemacht, dass es ihm durch inhaltliche Impulse gelingt, bei den Lernenden tatsächlich eine gründlichere Auseinandersetzung mit dem Fall und dem dafür relevanten Wissen zu erreichen.

- **Quellen hinterfragen:** Diese Intervention kann in der zweiten Sitzung notwendig werden. Die Lernenden sollen nicht nur das Wissen darlegen, das sie zu den Lernzielen erarbeitet haben, sondern auch die Quellen, auf die sie sich stützen. Wenn die Lernenden die Quellen gar nicht erst angeben oder die Quellen unkritisch rezipieren, fordern die Tutoren die Lernenden auf, ihre Quellen zu nennen und zu beurteilen.

T1: »Und ein Punkt ist auch immer, wo ich auch immer interveniere, dass sie den Quellenbezug herstellen. Dass sie sagen, woher haben sie das, was sie da jetzt gerade wiedergeben. Dass sie wirklich lernen, nicht zu sagen: ›Das ist meine Meinung. Und das ist eben so.‹ Sondern ganz klar sagen: ›Also der Artikel, das und das‹, oder: ›Ich hab die und die Bücher benutzt und daraus ist das und das entstanden‹.«

- **Feedback konkretisieren:** Beim Feedback der Lernenden geben die Tutoren dann Anstöße, wenn lediglich pauschale Aussagen kommen oder sie der Ansicht sind, dass die Lernenden nicht alles sagen, was sie denken.

T1: »Nee, das bewertet das Verhalten in der Gruppe, die Kommunikation in der Gruppe. Und da gebe ich mich natürlich mit solchen Sachen, irgendwie: Das war gut. Gebe ich mich natürlich nicht mit zufrieden.« (lacht)

▸▸

I: »Weil?«
T1: »Weil, das sagt gar nichts aus.«
I: »Sie wollen es genauer wissen.«
T1: »Ja, genau. Klar, ich kann ganz schnell sagen, es war alles gut. Es war alles gut, alles war gut, prima. Ja, sagt mal genau, was war gut, was hat Euch gefallen? Wo wart Ihr zufrieden? So was geht dann zurück und dann überlegen sie schon, ja, wo waren wir denn zufrieden, oder dann kommt auch: Oh, nee, ich find wir haben gut zusammengearbeitet. – Ja, das stimmt, wir haben uns alle ausreden lassen.«

Bei ihren Interventionen zur Horizonterweiterung müssen die Tutor nicht nur den geeigneten Moment für die Intervention erkennen, sondern auch eine angemessene Art und Weise wählen. Dabei ist darauf zu achten, dass den Lernenden durch die Intervention die gedankliche Arbeit nicht abgenommen wird. Ungeeignet sind daher Interventionen, die auf konvergentes Denken, also auf die Reproduktion von Begriffen, Definitionen, Fakten, Kriterien, Regeln u. Ä. abzielen. Vorzuziehen sind Lehrstrategien zur Entwicklung von Denkfähigkeiten (z. B. auf Widersprüche aufmerksam machen, nach Belegen für Behauptungen fragen, Inkonsistenzen in der Gedankenführung aufdecken u. Ä.) (*Dubs* 1995:191ff). Um solche Impulse entwickeln zu können, müssen die Tutoren selbst die Widersprüche oder Inkonsistenzen erkennen, sie müssen wissen, welche Art von Belegen zur Bestätigung einer Behauptung herangezogen werden können oder welches der Unterschied zwischen einem Faktum und einer normativen Aussage ist, d. h. sie benötigen in höchstem Maße fachliche Kompetenz. Sie müssen selbst den Fall fachlich durchdrungen und eine Vorstellung davon haben, in welche Richtung die Vorannahmen der Lernenden hinterfragt werden können.

Außerdem müssen die Interventionen so gestaltet sein, dass die Lernenden durch die indirekt darin enthaltene Kritik nicht demotiviert werden und weiterhin Spaß am POL haben.

I: »Ist es jetzt mehr am Ton, liegt es am Ton, der so ein bisschen vorwurfsvoll ist, oder ...?«
T1: »Spielt ne Rolle, wenn ihnen der Ton sehr streng, einfach sehr diktatorisch ist, Teilnehmer beschreiben das auch als ‚inquisitorisches Nachfragen'. [...] Dann haben sie das Gefühl, sie sitzen auf einem heißen Stuhl. Wenn man dann vielleicht noch mit einem Teilnehmer, das ist mir am Anfang auch passiert, mit einem Teilnehmer in so einen Dialog geht, das ist ganz fatal. Das kann so was killen. Weil dann ist man immer der böse Oberlehrer. Und das muss man vermeiden.«

▶▶

T1: »Also verletzend schon gar nicht, genau. Aber sie sollen sie auch nicht demotivieren, also sie schon bei der Stange zu halten. Für mich persönlich ist es ganz wichtig, dass sie beim POL Spaß haben. Weil sonst, hab ich festgestellt, funktioniert es nicht.«

T1: »Dass die Teilnehmer die Lust, den Spaß nicht dran verlieren, das ist ganz wichtig. Das muss man versuchen, aufrecht zu erhalten.«

6.3 Feedback geben

In der Feedbackrunde nach jeder Sitzung und zum Abschluss eines Falls äußert auch der Tutor seine Wahrnehmungen und Eindrücke hinsichtlich des Lernprozesses der Gruppe. Um diese Rückmeldung tätigen zu können, müssen die Tutoren den gesamten Prozess beobachten, ihre Beobachtungen auswerten und so formulieren, dass die Lernenden das Feedback annehmen können.

In der Fachweiterbildung Intensiv- und Anästhesiepflege am Universitätsklinikum Hamburg-Eppendorf erhält jeder Teilnehmer darüber hinaus jeweils am Ende eines Moduls eine Rückmeldung zu seinen individuellen Leistungen, darunter auch die im Rahmen von POL gezeigten. Mit diesem als formative Prüfung aufgefassten Feedback erhalten die Teilnehmer Impulse für ihre individuelle Entwicklung. Insgesamt dient das Feedback der Tutoren dazu, bei den Lernenden (Selbst-)Reflexionsprozesse anzustoßen.

T1: »Und was neu wieder noch dazugekommen ist, was ich auch sehr anstrengend finde, das ist, die Teilnehmer bekommen ein persönliches Feedback. Wirklich ein ganz persönliches Feedback an sie gerichtet, wo wir Tutoren ihre Leistung beurteilen. Ihnen ein Feedback geben über ihr Verhalten in der Gruppe, wie sind sie, wie bringen sie sich ein, wie verhalten sie sich, über ihre Literaturrecherche-Ergebnisse und auch die Präsentation dieser Ergebnisse. Und auch wenn jemand Protokoll oder Moderation gemacht hat, dann kriegt der dazu auch noch ein persönliches Feedback und man kann sonstige Anmerkungen machen. Und das finde ich auch noch mal sehr schwer.«

6.4 Die pädagogische Professionalität der Tutoren

An vielen Stellen des Interviews von T1 ist davon die Rede, dass er die Tutorentätigkeit als sehr anspruchsvoll und anstrengend empfindet.

> T1: »Das ist schon sehr, sehr, sehr vielfältig. Und ich finde, also ich bin danach sehr geschafft ...«
>
> T1: »Und das meine ich, man muss immer aufpassen, immer dabei bleiben und das ist schon, obwohl das natürlich gar nicht so eine lange Zeit ist, aber es ist einfach, finde ich, unheimlich anstrengend.«

Im Unterschied zum Lehrer im Frontalunterricht, der den gesamten Prozess steuert und sagt, was richtig ist und was falsch, soll der Tutor den Lernprozess eher begleiten und über kluge Interventionen anregen, dass die Lernenden beispielsweise vorgefundenes Wissen selbst beurteilen. Vorgegeben sind die POL-Schritte und der Fall, die tatsächliche Ausgestaltung des Lernprozesses obliegt den Teilnehmern. Allerdings kann insbesondere bei Lernenden in der Ausbildung und selbst bei denen in der Fachweiterbildung nicht davon ausgegangen werden, dass sie schon über die Fähigkeiten verfügen, die sie benötigen, um selbstständig einen Fall zu bearbeiten. Um diese Fähigkeiten zu erwerben, müssen sie tun, was sie erst lernen sollen, nämlich einen Fall selbstständig bearbeiten. Dabei dürfen sie aber nicht allein gelassen werden, sondern benötigen Unterstützung an den Stellen, an denen der Lernprozess ins Stocken gerät und/oder ineffektiv wird. Ob und wann das der Fall ist, können die Lernenden nur bedingt selbst beurteilen. Daher ist es unabdingbar, dass der Tutor den Prozess beobachtet und ggf. eigeninitiativ eingreift, auch wenn er damit seinerseits den selbstgesteuerten Lernprozess stört.

Mehr als der Lehrer im traditionellen lehrerzentrierten Unterricht fungiert der Tutor damit als Pädagoge, indem er die Lernenden bei der eigenständigen Wissenserzeugung bei Bedarf unterstützt. Der Tutor deutet den beobachteten Lernprozess und erkennt Hindernisse bzw. um mit *Oevermanns* professionstheoretischen Ansatz zu sprechen, er ermittelt bei den Lernenden »Krisen« auf dem Weg der Aneignung von Neuem und findet für die Strukturgesetzlichkeit der jeweiligen Krise passende, die Autonomie der Lernenden stärkende Problemlösungen (*Oevermann* 2002, 1996). Das bedeutet, dass Tutoren nicht regelförmig handeln können. Für *Oevermann* (2002:32) ist insbesondere die »Nicht-Standardisierbarkeit stellvertretender Krisenbewältigung« die zentrale Voraussetzung für die Professionalisierungsbedürftigkeit und -fähigkeit von gegenwärtig noch nicht oder nur teilweise professionalisierten beruflichen Tätigkeiten (*Oevermann* 2002:32f). Bei diesen beruflichen Tätigkeiten treten die Widersprüche, die jeder Lebenspraxis innewohnen (z.B. sich entscheiden zu müssen und sich nicht sicher sein, welche Entscheidung die Beste ist), in besonderem Maße hervor (*Helsper* 2000).

Den in den Interviewaussagen besonders prägnant hervortretenden Widerspruch beschreibt *Schütze* (1992:150ff) in seiner Analyse sozialarbeiterischen Handelns als »geduldiges Zuwarten versus sofortige Intervention«. Seine Analyse lässt sich direkt auf das Handeln von Lehrern im Allgemeinen und POL-Tutoren im Besonderen übertragen. Greift der Tutor zu früh ein, unterbindet er damit möglicherweise die Entfaltung der in der Gruppe vorhandenen Problemlösungspotenziale, hält die Gruppe in Abhängigkeit von externer Steuerung und gefährdet den Lernprozess damit mehr als er ihn fördert. Interventiert der Tutor zu spät oder gar nicht, verausgabt sich die Gruppe möglicherweise bei ineffektiven Problemlösungsversuchen oder gelangt zu oberflächlichen, dürftigen Arbeitsergebnissen, die keinen substanziellen Lernfortschritt bedeuten. Der Tutor muss folglich in genau dem richtigen Moment eingreifen. Damit ihm das gelingt, muss er die Gruppe fortlaufend beobachten und die vorhandenen Potenziale einschätzen. Wie sich der Tutor auch entscheidet, stets ist mit der gewählten Handlung auch das Risiko verbunden, es gerade nicht richtig gemacht zu haben.

Dass der Tutor nie bezüglich des Ergebnisses seiner Intervention oder Nicht-Intervention sicher sein kann, lässt sich mit der Zukunftsoffenheit der Lebenspraxis begründen. Den Lernenden bieten sich vielfältige Möglichkeiten, mit einem Tutorimpuls umzugehen – welche sie wählen, ist wiederum von einer Vielzahl von Gründen abhängig. *Combe und Buchen* (1996:277) sprechen daher vom »Lehrer als Sisyphus« und stellen fest, dass viele Lehrer ähnlich wie Tutor 1 gerade diese Nicht-Planbarkeit und Ungewissheit als belastend empfinden.

Für die Professionalisierung von Tutoren ist der Umgang mit den Antinomien pädagogischen Handelns zentral. Während Tutor 1 die Antinomie von »geduldigem Zuwarten und sofortiger Intervention« eher in Richtung Zuwarten auflöst, wählt Tutor 2 eher die Intervention.

T1: »Genau, konstruktiv nachfragen, nicht bohrend bis ins Kleinste. Und vielleicht auch mal fünfe gerade sein lassen. Wenn vielleicht wirklich der Inhalt im Grunde okay ist, ist nicht ganz erschöpfend beantwortet, aber dann auch mal zu sagen: »Okay, das lassen wir jetzt mal.« Vielleicht kommen sie auf nem anderen, das hab ich nämlich festgestellt, vielleicht kommen sie auf nem anderen Weg da wieder hin. Und das passiert ganz oft.«

I: »Ja, ein bisschen Gelassenheit haben.«

T1: »Ja, genau, das denk ich, ist für so einen Tutor ganz wichtig. Weil sonst kann es zu streng werden. Und da finde ich es auch wichtig, dass man die Gruppe auch mal ihren eigenen Weg gehen lässt. Wenn da zu direkt eingegriffen wird, das ist so die Erfahrung, die ich so gemacht habe, dann wird das auch sehr schnell unlebendig. Und dann folgen sie so einem vorgegebenen ausgetrampelten Pfad und verlieren die Lust.«

I: »Und lassen Sie sie auch Fehler machen?«

▶▶

T1: »Fachliche Fehler nicht, also wenn, wenn sie sich auf was begeben, also bei, also ich warte sehr lange ab, das fällt mir auch sehr, sehr schwer, weil ich, wenn ich merke, da läuft was falsch, dann will ich sehr frühzeitig eingreifen oder mit einem Gegenvorschlag kommen oder so was. Aber ich habe gelernt auch so langsam, mich da doch zurückzunehmen. Am Anfang konnte ich es nicht so. Und jetzt finde ich für meine Verhältnisse, dass ich sehr lange was aussitze, bis wirklich gar nichts mehr kommt, bis die Teilnehmer wirklich nicht mehr wissen, was denn nun.«

T2: »Ich bin mir nicht mehr sicher, ob man sie zappeln lässt oder ob man sie mehr führt. Im Moment bin ich auf dem Trip, ein bisschen mehr zu führen, weil sie auch manchmal unzufrieden sind.«

Wie aus den Interviewaussagen hervorgeht, sind die beiden Tutoren noch auf der Suche nach einem angemessenen Lehrverhalten. Vor dem Hintergrund professionstheoretischer Überlegungen ist entscheidend, dass die Tutoren sich nicht festlegen auf ein routinisiertes Verhaltensmuster (entweder frühzeitig eingreifen/»mehr führen« oder »aussitzen«/»zappeln lassen«), sondern sich offenhalten für die jeweiligen Krisen der Lernenden und eine »hermeneutische Wahrnehmungseinstellung« (*Combe und Buchen* 1996:304) habitualisieren. In dieser Fähigkeit zum hermeneutischen Fallverstehen, das sich bei den Tutoren wie bei Lehrern überhaupt[27] nicht auf die Interaktionsbeziehung selbst richtet, sondern auf das von den Lernenden gezeigte Verständnis des Unterrichtsgegenstands, liegt eine wesentliche Herausforderung der Tutorentätigkeit. Da sich das Verstehen des Tutors auf die von den Lernenden geäußerten Bedeutungen des Unterrichtsgegenstands bezieht, benötigt er dafür wesentlich auch Fachwissen. Vor dem Hintergrund der Interviewaussagen der Tutoren und professionstheoretischer Analysen kann daher bestätigt werden, dass Tutoren sowohl fach- als auch pädagogisch kompetent sein sollten.

Wenn Tutor 1 davon spricht, dass der Tutor »ein bisschen« Zeit benötigt, um in seine Rolle hinein zu wachsen, so dürfte dies deutlich untertrieben sein.

T1: »Also die Tutoren, die Gruppen begleiten, die sollten schon geschult sein. Ich denke, man muss auch dem Tutor ein bisschen Zeit geben, sich reinzufinden und reinzuwachsen.«

[27] Abweichend von *Oevermann*, der den Lehrerberuf nur in seiner therapeutischen Dimension für professionalisierbar hält (vgl. *Oevermann* 1996:146ff), wird hier im Anschluss an *Combe und Buchen* (1996:270) die Ansicht vertreten, dass damit der Besonderheit der hermeneutischen Leistung des Lehrers nicht genügend Rechnung getragen wird.

Vor dem Hintergrund der Befunde reicht es nicht aus, Tutoren durch einige Wochenendkurse zu schulen. Vielmehr erfordert der Aufbau einer auf den Unterrichtsgegenstand bezogenen reflexiven und verstehenden Kompetenz einen längeren Prozess, in dem die zukünftigen Tutoren sich einerseits wissenschaftliches Wissen (sowohl pflegewissenschaftliches und als auch erziehungswissenschaftliches, psychologisches und fachdidaktisches Wissen) und eine darauf bezogene Reflexivität aneignen. Andererseits müssen sie das methodengeleitete Verstehen der Interaktionen der Lernenden einüben (*Combe et al.* 2001). Außerdem müssen die Tutoren eine Reflexivität der eigenen Person gegenüber aufbauen (*ebd.*). Angesichts der pädagogischen und fachlichen Herausforderungen, die mit der Tutorenrolle verbunden sind, sollten die Tutoren über die gleichen Kompetenzen verfügen wie andere Pflegelehrer. Auch wenn durch das POL Bezüge zur pflegerischen Praxis betont werden, so dürfte beispielsweise eine Praxisanleiterqualifikation i. d. R. nicht ausreichend sein, um diese schwierigen Prozesse begleiten zu können.

Literatur

Andrews, M.; Jones, P. R. (1996): Problem-based learning in an undergraduate nursing programme: a case study. In: Journal of advanced nursing, 23/96, S. 357–365.

Boonen, A.; Darmann, I. (2005): Neue Lehr-/Lernformen in der Fachweiterbildung Anästhesie- und Intensivpflege. Unveröffentlichter Abschlussbericht.

Combe, A.; Buchen, S. (1996): Belastung von Lehrerinnen und Lehrern. Juventa, Weinheim.

Combe, A.; Helsper, W.; Klafki, W.; Kolbe, F.-U.; Radtke, F.-O.; Terhart, E. (2001): Mit einem Schnelltraining in den Lehrerberuf. Online in: http://www.lehrerbildung.de/docu/AntwortNRW-FR.html [Zugriff am 27.7.07].

Darmann-Finck, I.; Muths, S. (2007): Integration von problemorientierten Lerneinheiten in die Ausbildung von Gesundheits- und KrankenpflegerInnen. Unveröffentlichter Abschlussbericht.

Dubs, R. (1995): Lehrerverhalten. Verlag des Schweizerischen Kaufmännischen Verbandes, Zürich.

Engel, C. (1992): Problem-based learning. In: British Journal of Hospital Medicine, 48(6)/92, S. 325–329.

Frost, M. (1996): An analysis of the scope and value of problem-based learning in the education of health care professionals. In: Journal of Advanced Nursing, 24/96, S. 1047–1053.

Helsper, W. (2000): Zum systematischen Stellenwert der Fallrekonstruktion in der universitären LehrerInnenbildung. In: Beck, C.; Helsper, W.; Heuer, B.; Stelmaszyk, B.; Ullrich, H. (Hrsg.): Fallarbeit in der universitären Lehrerbildung. Leske+Budrich, Opladen. S. 29–50.

Meer, K. van den (1994): Problemorientiertes Lernen. In: Schwarz-Govaers, R. (Hrsg.): Standortbestimmung Pflegedidaktik. Referate zum 1. Internationalen Kongress zur Didaktik der Pflege. Kaderschule für die Krankenpflege, Aarau. S. 81–93.

Oevermann, U. (2002): Professionalisierungsbedürftigkeit und Professionalisiertheit pädagogischen Handelns. In: Kraul, M.; Marotzki, W.; Schweppe, C. (Hrsg.): Biographie und Profession. Klinkhardt, Bad Heilbrunn. S. 19–63.

Oevermann, U. (1996): Theoretische Skizze einer revidierten Theorie professionalisierten Handelns. In: Combe, A.; Helsper, W. (Hrsg.): Pädagogische Professionalität. Suhrkamp, Frankfurt/Main. S. 70–182.

Schütze, F. (1992): Sozialarbeit als »bescheidene« Profession. In: Dewe, B.; Ferchhoff, S.; Radtke, F.O. (Hrsg.): Erziehen als Profession. Leske+Budrich, Opladen. S. 132–170.

7 Curriculare Einbindung des Problemorientierten Lernens

Angela Boonen, Ingrid Darmann-Finck, Sabine Muths, Jens Oestreich, Renate Schwarz-Govaers, Anja Walter, Barbara Venhaus-Schreiber

7.1 Zusammenfassung und Diskussion

(Ingrid Darmann-Finck)

In den nachfolgenden Beiträgen werden die curricularen Konzeptionen von vier Bildungseinrichtungen skizziert, die das POL in der Pflegeaus- bzw. -weiterbildung implementiert haben, nämlich:

- die »Rotkreuzschule« bzw. das Careum Zürich (Schweiz) in der Ausbildung von diplomierten Pflegefachfrauen und -männern (Renate Schwarz-Govaers)
- die Bildungsakademie des Universitätsklinikums Hamburg-Eppendorf in der Weiterbildung Intensiv- und Anästhesiepflege (Angela Boonen)
- der Christliche Verbund für gesundheits- und sozialpflegerische Bildungsarbeit e.V. (Berlin) in der Ausbildung von Alten-, Gesundheits- und Kranken- sowie Gesundheits- und Kinderkrankenpflegern (Anja Walter)
- die Bremer Krankenpflegeschule in der Ausbildung von Gesundheits- und Krankenpflegern (Sabine Muths, Jens Oestreich, Barbara Venhaus-Schreiber)

Die vier Bildungseinrichtungen weisen dem Problemorientierten Lernen (POL) in ihren Curricula jeweils einen unterschiedlichen Stellenwert und differierende Funktionen zu, was sich sowohl am POL-Umfang als auch an der curricularen Verortung ablesen lässt.

Während das POL in Zürich primär mit den **Zielen** der nachhaltigen Wissenskonstruktion und der Überwindung von subjektiven Theorien verbunden wird, sollen in Hamburg und Bremen anhand der Methode in erster Linie Deutungs- und Reflexionskompetenz sowie soziale, kommunikative und methodische Kompetenzen gefördert werden, Wissenserwerb ist eher nachgeordnet. In Berlin werden Deutungs- und Reflexionskompetenz und kontextbezogener Wissenserwerb gleichermaßen angestrebt.

Während das POL in Zürich das Zentrum des **Curriculums** bildet (alle theoretischen Inhalte werden damit erarbeitet), dem durch Vorlesungen und Seminaren zugearbeitet und das zur Förderung praktischer Fähigkeiten vom Skillslab ergänzt wird, findet sich das POL in Bremen eher am Rand des Curriculums wieder, indem die Fälle in erster Linie solche Themen aufgreifen, die nicht verbindliche und damit examensrelevante Lerninhalte repräsentieren. In Hamburg hat das POL im Kontext von Modulen bei sonst eher fachsystematischem Dozentenunterricht integrierende und transferfördernde Funktion und verbindet den schulischen und den klinischen Unterricht. Diese verbindende Komponente wird dadurch betont, dass die Tutorenrolle von Praxisanleitern übernommen wird. Im Berliner Curriculum stellt das POL eine von mehreren methodischen Herangehensweisen an ein und dieselbe Lernsituation dar. Ebenso wie in Zürich werden auch in Hamburg und in Berlin im Rahmen des POL verbindliche und prüfungsrelevante Themen behandelt.

Die Extrempole im Hinblick auf den **Umfang** des POL bilden Zürich und Bremen. Während eines 5-wöchigen Blockunterrichts lernen Zürcher Schüler an vier von fünf Tagen in der Woche problemorientiert, Bremer Schüler dagegen arbeiten innerhalb der acht fünf- bis achtwöchigen Blöcke lediglich einen Tag pro Block mit dem POL. Bislang kamen die Bremer Schüler also im Verlauf der gesamten Ausbildung nur auf acht POL-Tage (entspricht acht Fällen). Erst seit kurzem wurde der Anteil des POL pro Block auf zwei Tage (zwei Fälle) erhöht. In Hamburg und Berlin repräsentiert das POL im Unterschied zu Zürich nur eine von mehreren Lehr-/Lernformen, nimmt aber zeitlich wesentlich mehr Raum ein als in Bremen. In Hamburg werden pro Modul (die Module umfassen in der Regel zwischen 70 und 80 Stunden) zwei Fälle (im Umfang von zehn Stunden) behandelt. Insgesamt summieren sich die Fälle auf 20 für die gesamte Fachweiterbildung, d.h. ca. 20 % des theoretischen Unterrichts findet in Form des Problemorientierten Lernens statt. In Berlin enthalten die das Curriculum strukturierenden Lernsituationen im Umfang von fünf bis acht Schultagen POL im Umfang von einem bis drei Schultagen, damit entfällt auf das POL ein Anteil von 20 bis 40 %.

Auch die **Organisation** des POL variiert in den vier Bildungseinrichtungen. In Zürich werden pro POL-Fall jeweils ca. zwei Schultage aufgewendet, davon entfallen acht Stunden auf das Selbststudium einschließlich Skillsübungen und zwei Stunden auf eine Vorlesung inkl. Expertenbefragung. In Bremen und Hamburg wird das POL ähnlich organisiert: für die Schritte 1 bis 5 werden zwei Stunden veranschlagt, für das Selbststudium (Schritt 6) vier und für den Schritt 7 wieder zwei (Bremen) bzw. drei (Hamburg) Stunden. Hamburg hat noch eine dritte Sitzung im Umfang von einer Stunde eingeführt, in der die Teilnehmer eine Rückmeldung zum Protokoll erhalten, inhaltliche Aspekte vertieft werden, die in der zweiten Sitzung noch offen geblieben sind und die Teilnehmer ein individuelles Feedback erhalten. Auch in Berlin wird dem POL der Siebensprung als strukturierendes Element zu Grunde gelegt. Die Durchführung richtet sich aber nicht nach einem starren zeitlichen Muster, sondern wird an die jeweilige Lernsituation angepasst.

Diskussion

Im **Zürcher Konzept** eignen sich die Lernenden ein Großteil der für den Pflegeberuf erforderlichen Sach-/Fachkompetenz selbstgesteuert über die Methode des POL an. Indem die Fälle verhältnismäßig eng auf die curricular geforderten Lernziele und Inhalte hin ausgerichtet werden, ist gewährleistet, dass die Lernenden zu den von den Fallkonstrukteuren intendierten Lernfragen gelangen. Ergänzt wird das POL durch einen als Schritt 8 bezeichneten, ebenfalls selbstorganisiert stattfindenden Unterricht im Skillslab, durch den die Lernenden sich die in dem jeweiligen Fall erforderlichen berufspraktischen Fähigkeiten aneignen. Im Rahmen der selbständigen Wissenskonstruktion besuchen die Lernenden außerdem einzelne Vorlesungen mit Expertenbefragungen. Mit dem Zürcher Curriculum werden damit konsequent die aus dem Konstruktivismus und dem Kognitivismus abgeleiteten Forderungen, Lernen als Prozess des aktiven Dekonstruierens und Konstruierens zu verstehen, umgesetzt. Es bricht radikal mit herkömmlichen Unterrichtsstrukturen und baut auf anregende Lernumgebungen und die Selbsttätigkeit der Lernenden. Ein vergleichbares Konzept gibt es derzeit zumindest in der Bundesrepublik nicht. Es kann davon ausgegangen werden, dass darüber Selbstständigkeit und Eigenverantwortung der Lernenden sowie methodische und soziale Kompetenzen in einem hohen Maße gefördert werden können. Da die angeeignete Fachkompetenz nach jedem POL-Fall in einer Prüfung nachgewiesen werden muss, wird zudem ein extrinsicher Anreiz aufgebaut, sich das intendierte Fachwissen auch tatsächlich aneignen. Wie Schwarz-Govaers schreibt, haben die ersten Lernenden die Ausbildung mit ausgezeichneten Resultaten abgeschlossen.

In der pädagogischen Literatur wird gegenwärtig davon ausgegangen, dass stärker lehrergesteuerte und stärker durch die Lernenden selbst gesteuerte Unterrichtsphasen etwa gleich gewichtig verteilt sein und sinnvoll kombiniert werden sollten. Bislang fehlen allerdings systematische Studien, mit denen die Wirkungen unterschiedlicher Gewichtungen hinsichtlich der Lerneffekte verglichen werden, so dass diese Empfehlungen lediglich auf Erfahrungen beruhen. Die in diesem Buch dargestellten Befunde zu den Wirkhintergründen des POL zeigen, dass sich Lernende in der Pflegeerstausbildung anhand von POL vor allem eher einfach strukturiertes Regelwissen aneignen und aus verschiedenen Gründen nicht genügend zur vertieften Reflexion der geschilderten Pflegesituation vordringen. Komplexere Dimensionen der Sachkompetenz erfordern demnach gezielte Tutoreninterventionen im Rahmen von POL oder eben stärker lehrergesteuerte Unterrichtsphasen. Ob sich diese Ergebnisse auch in Zürich bestätigen, wird sich noch erweisen.

Das **Bremer Konzept** nimmt das der Methode des POL innewohnende Moment des selbstgesteuerten Lernens sehr ernst. Das POL wird von den Lehrenden als Freiraum interpretiert, in dem die Schüler ihren eigenen Interessen und Fragen nachgehen können. Unter dieser Voraussetzung verbietet es sich, Fälle zu stark auf von den Lehrenden gesetzte Ziele hin zu fokussieren. Zudem sollen in Bremen anhand der Fälle insbesondere Deutungs- und Reflexionskompetenz vermittelt werden, sodass meistens deutungsoffene und komplexe Fallsituationen verwendet werden. Aufgrund dieser schülerorientierten Ausrichtung hat sich das Bremer Kollegium dafür entschieden, verbindliche und prüfungsrelevante Inhalte nicht anhand von POL erarbeiten zu lassen, sondern sich auf eher randständige Themen oder spezielle Anwendungsfragen zu beschränken. Diese Entscheidung hatte zur Folge, dass nur ein geringer Teil des Gesamtstundenkontingents für das POL erübrigt werden konnte und die Schüler lediglich drei- bis viermal jährlich mit POL in Kontakt kommen. Die Randständigkeit und die Seltenheit hatten zur Folge, dass die Lernenden keine Routine im Umgang mit der Methode entwickeln und die vom POL erwarteten Effekte nur ansatzweise festgestellt werden konnten. Inzwischen wurde die POL-Frequenz aus eben diesen Gründen verdoppelt.

Angesichts der empirisch nachgewiesenen Chancen der Methode des POL hinsichtlich klinischer Fähigkeiten und interpersoneller Kompetenz sowie der Begrenzungen hinsichtlich des Wissenserwerbs wurde der Schwerpunkt im **Hamburger Konzept** auf die Vermittlung von Deutungs- und Reflexionskompetenz gelegt. Anhand von deutungsoffenen, komplexen und authentischen Fällen können die Teilnehmer ihre Deutungen verifizieren und falsifizieren, Praxiserfahrungen und -routinen reflektieren sowie widersprüchliche Ergebnisse diskutieren. Analog dazu werden auch im klinischen Unterricht die Fähigkeiten zur Urteilsbildung sowie zur Reflexion von gefundenen Urteilen angebahnt, dabei wird auch auf die Schritte des Siebensprungs Bezug genommen. Wissenserwerb steht dagegen im Vordergrund des Dozentenunterrichts. Damit liegt in der engen Abstimmung der verschiedenen Lehr-/Lernformen mit ihren Schwerpunkten innerhalb der Module ein zentrales Qualitätsmerkmal des Hamburger Curriculums. Indem ca. 20 % des theoretischen Unterrichts auf der Basis von POL bestritten werden, stellt das Hamburger Konzept eine gemäßigte POL-Variante dar.

Im **Berliner Konzept** wird ein komplexer und deutungsoffener Fall bzw. eine Lernsituation anhand von unterschiedlichen Methoden bearbeitet. Für das POL, das einen festen Platz in den jeweils zur Anwendung kommenden Methoden hat, wird aus der Fallsituation jeweils eine kürzere Textpassage ausgewählt. Zwar sollen die Lernenden den Freiraum haben, eigene Schwerpunkte zu setzen – durch die (relativ kurze) Passage sind die Entscheidungsmöglichkeiten aber bereits stark eingeschränkt. Indem andere Unterrichte zur selben Fallsituationen stattfinden, können darin ggf. auch Inhalte nachgeholt werden, die von den Lernenden im Rahmen des POL nicht bearbeitet wurden. Darüber ist ein hohes Maß an curricularer Sicherheit gegeben. Andererseits könnte die starke Einbettung des POL in den übrigen Unterricht auch zur Folge haben, dass den Schülern das Spezifische am POL nicht bewusst wird und sie dieses nur als eine Form von Gruppenarbeit verstehen.

7.2 Entwicklung eines PBL-Curriculums für die Pflegeausbildung an der »Rotkreuzschule« Zürich[28]

(Renate Schwarz-Govaers)

Mit der Schließung des Rotkreuzspitals in Zürich im Jahr 1999 beschloss der Stiftungsrat der Pflegeschule Stiftung Rotes Kreuz die Konzeption einer innovativen zukunftsweisenden Pflegeausbildung. Sie sollte dem Stiftungsauftrag gerecht werden und als Ausbildungsmodell für das schweizerische Gesundheitswesen gelten. Der Stiftungsrat entschied sich nach sorgfältiger Orientierung in verschiedenen Bildungsstätten Europas und der USA für das an der Universität Maastricht/Niederlande, konzipierte Modell des Problembasierten Lernens mit einem PBL-Curriculum für die theoretische und praktische Ausbildung.

---

[28] Seit 2004 unter dem Namen »Careum«

Es war geplant, die in den Niederlanden entwickelten und für alle Pflegeausbildungen verbindlichen 21 Skills-Arbeitshefte und -medien zu übersetzen und nach Überprüfung durch Praxisexperten für das zu entwickelnde Skillslab (Fähigkeits- und Fertigkeitsübungsraum oder Lernwerkstatt) als erste Bezugsgröße zu übernehmen. Demgegenüber sollte das schulische Curriculum entsprechend den neuen und noch zu erwartenden gesetzlichen Bestimmungen neu entwickelt werden.

Das Projekt »Entwicklung einer transferwirksamen und praxisnahen Ausbildung mit Skillslab und Problem based Learning« (*Weber* 2000) begann im Januar 2001. Drei Teilprojekte wurden für die Ausführung geplant und waren auf drei Jahre angelegt. Das Teilprojekt »Skillslab« wurde in den ersten beiden Jahren von *Iris Ludwig* (*Ludwig* 2001), das »PBL-Curriculum-Projekt« vom mir geleitet (beide waren damals am »WE'G« – Weiterbildungszentrum für Gesundheitsberufe Aarau tätig). Das Teilprojekt »Wissenschaftliche Begleitung« mit Evaluationen und Praxiserhebungsstudien erfolgte durch verschiedene Personen. Das Bauprojekt und Marketingkonzept wurden parallel dazu vom Steuerungsausschuss ins Leben gerufen. Die Bauplanung verlangte eine gegenseitige Abstimmung mit dem Curriculum- und Skillsprojekt, da eine völlig neue Schule nach PBL-Vorgaben gebaut werden sollte – mit großer Medienlandschaft und Bibliothek, wenigen Vorlesungs- und Klassenräumen, einem eigenen Stock mit Gruppenarbeitsräumen und einem Stockwerk nur für Skillslabs.

Eine achtköpfige PBL-Projektgruppe (eine repräsentative Zusammensetzung zentraler deutschschweizerischer Pflegeschulen) setzte sich in den ersten Monaten selbst mit dem PBL-Konzept auseinander (u.a. PBL-Grund- und Tutorenkurs) und ging dann an die curriculare Planung einer dreijährigen Diplomausbildung auf Tertiärniveau (nach zwölf bis 13 Schuljahren bzw. einer dreijährigen Lehrlingsausbildung auf Sekundarniveau). Die Vorgaben für die Curriculumplanung waren durch die allgemeinen gesetzlichen Bestimmungen der Schweiz festgelegt (Niveau der Ausbildung, Anforderungen an die Ausbildung durch gesellschaftliche Entwicklungen und das Professionsverständnis des Berufes durch die Integration der Gesundheitsberufe in das Berufsbildungssystem des Bundes und das Kompetenzprofil des Schweizerischen Roten Kreuzes [SRK]). Damit war der Rahmen für das PBL-Curriculum abgesteckt. Von uns wurde das »Pädagogische Verständnis« geklärt und in einem Einführungskapitel für das Curriculumhandbuch festgehalten. Dazu gehörten auch die Erläuterungen zu einem PBL-Ausbildungskonzept und -Curriculum nach den Vorgaben, wie sie von *Barrows* (1985) beschrieben und in der Nachfolge durch die Universität Maastricht (vgl. z.B. *Schmidt* 1990, *Snellen-Balendong und Dolmans* 1999) umgesetzt wurden. Demnach dienen Problemsituationen aus dem Berufsalltag als Ausgangspunkt für den Lernprozess, bei dem die Lernenden ihr subjektives Vorverständnis aufgrund von Lernfragen mit dem sogenannten objektiven Wissen verknüpfen und in der Gruppe nach den Regeln des Siebensprungs in drei Phasen austauschen.

- Die Phase der Problemanalyse dient der Klärung der zentralen Fragestellung und der Auseinandersetzung mit dem eigenen Vorverständnis (Schritt 1 bis 5).
- Die zu klärenden Inhalte und Positionen werden in der zweiten Phase selbstständig bearbeitet. Literatur, Medien, Experten und Vorlesungen unterstützen das Studium (Schritt 6).

- In der dritten Phase wird durch die Auseinandersetzung in der Gruppe das eigene Situationsverständnis erweitert bzw. das Problem einer Lösung zugeführt (Schritt 7).

Die Anwendungs-, Reflexions- und Übungsphase der durch die PBL-Lernaufgaben erworbenen Erkenntnisse und Erfahrungen findet im Skillslab statt (von mir als Schritt 8 bezeichnet). Dort sollen berufsrelevante Fähigkeiten und Fertigkeiten praxisnah trainiert werden. Dazu gehören kognitive, psychomotorische, kommunikative und ethisch-moralische Aspekte. Die Skillsaufgaben sind in den erworbenen Skillsheften mit genauen Handlungsanalysen und -anweisungen beschrieben[29]:

- Die erste Phase im Skillstraining dient der Orientierung mit einer individuellen Vorbereitung (durch Texte, Filme, interaktive Lernmedien und Fachliteratur) und dem Trainingstreffen (mit Expertendemonstration und angeleitetem Üben).
- Die Übungsphase beinhaltet das selbstständige Üben (allein oder im Tandem) und die Konfrontation mit sogenannten Simulationspatienten. Die Lernenden sammeln durch diese realitätsnahen Situationen erste Erfahrungen und erhalten wertvolle Rückmeldungen zu ihren fachlichen-methodischen und sozial-kommunikativen Kompetenzen.
- In der Beherrschungsphase zeigen die Lernenden ihre Fähigkeiten durch die praktischen Prüfungen und durch die Erprobung und Weiterentwicklung in der Berufspraxis.

Die nächste Auseinandersetzung diente der Formulierung unseres Pflegeverständnisses und den dazu formulierten Leitsätzen (nach *Spirig et al.* 2001):

- Anwenden von Caring,
- Beachten, Respektieren und Erforschen von Patientenpräferenzen,
- Einbeziehen von Erfahrungswissen der klinischen Pflegepraxis,
- Einbeziehen von bestmöglicher wissenschaftlicher Evidenz.

Vom Gesetzgeber (bis zu diesem Zeitpunkt noch das SRK) waren zum damaligen Zeitpunkt die Berufsdefinition (5 Funktionen der Pflege) bestimmt, die endgültigen Zielvorgaben in den Dimensionen der Fach-, Methoden-, Sozial- und Personalkompetenz folgten im Jahr 2002 (vgl. *Schweizerisches Rotes Kreuz* 2002). Deshalb bestand unser vorläufiges Interesse in der Bestimmung von Schwerpunkten und Themen für eine qualifizierte Tertiärausbildung. Eine Bestandsaufnahme aller Inhalte von sechs ausgewählten Pflegecurricula der Schweiz (vgl. *Hauck* 2001), eine ausführliche Literaturrecherche zu aktuellen pflegerischen Fragestellungen und eine Delphi-Umfrage zu Zukunftsentwicklungen in der Schweiz (*Spirig et al.* 2001) trugen zu einem differenzierten Themenspeicher bei. Diese Themenliste wurde nach individueller Gewichtung einer intensiven Debatte unterworfen. Jedes Thema musste nach der Priorität »unbedingt erforderlich« (1) oder »wünschenswert« (2) oder »wäre auch noch ganz nett« (3) eingeschätzt und begründet werden. Durch diese Diskussion konnten wir uns auf die grundlegende und exemplarische Bedeutung

29 Die sozialen Fähigkeiten werden anhand des Buches »Elementare soziale Fertigkeiten« von *van Meer und van Nelienhof* (1994) trainiert.

eines Themas, seine Gegenwarts- und Zukunftsbedeutung sowie seine Eignung für die Ausbildung einigen.[30] Die so gefundenen Themen ordneten wir den Skillsthemen zu, die als vorläufiger Rahmen die Handlungsfelder des Berufs absteckten. Die Handlungsfelder in den Skills-Arbeitsheften sind durch gesetzliche Bestimmungen Grundlage der niederländischen Pflegeausbildungen. Sie wurden vom Schweizer Projekt gekauft und übersetzt. Die in Holland als verbindlich vorgeschriebenen Handlungsfelder und damit verbundenen Pflegehandlungen mussten nach der Übersetzung in der Schweiz auf ihre Übertragbarkeit überprüft (eine Praxisstudie sollte dies absichern) und teilweise angepasst bzw. völlig überarbeitet werden.

Wir entschieden uns erst einmal für 15 Lernfelder bzw. PBL-Themenblöcke und nahmen eine erste Zuordnung von Zielen (nach dem Kompetenzkatalog des SRK) und Inhalten (nach unserer Prioritätenliste) vor. Einige Handlungsfelder wurden gestrichen, neue kamen hinzu. Die 15 Themenblocks entsprechen nach mehreren Überarbeitungen inzwischen nicht mehr den Titeln der Skills-Arbeitshefte[31]. Die Inhalte und Aufgaben aus den Heften sind den einzelnen Blöcken zugeordnet. Sie lauten folgendermaßen (*Careum Fachstelle PBL für Gesundheitsberufe* 2004):

1. Einführung in die Ausbildung
2. Pflege als Profession I
3. Gesundheitserhaltung und Prävention
4. Pflegesituationen erfassen
5. Akute Gesundheitseinbrüche
6. Rehabilitation und Behinderung
7. Chronisch Kranksein
8. Synthese (vor 1. Praktikum)
9. Palliation und Sterben
10. Alter
11. Chronisch Kranksein mit zunehmender Abhängigkeit
12. Psychische Veränderungen
13. Kind, Jugendliche, Familie
14. Gesundheitsförderung
15. Pflege als Profession II

Ein »Strukturmodell der Ausbildungsinhalte« (*Careum Fachstelle PBL für Gesundheitsberufe* 2004:6) zeigt die jeweils inhaltlichen Schwerpunkte eines thematischen Blocks auf. Sie beziehen sich auf Kriterien zu

- Pflegewissenschaft (Pflegeforschung, Theorie/Modelle, Pflegekonzepte, Pflegeprozess, Pflegequalität)
- Kontinuum der Pflege (Gesundheitserhaltung/-förderung, Prävention, akute Gesundheitseinbrüche, Rehabilitation, chronische Krankheitsverläufe, Palliation, Sterbebegleitung)

[30] Die gewählte Vorgehensweise bei der Curriculumkonstruktion weist weitgehende Übereinstimmungen mit den von *Bader* (2001) vorgeschlagenen Schritten zur lernfeldorientierten Curriculumentwicklung auf.

[31] Die überarbeiteten Skillstrainingseinheiten sind inzwischen in 23 Bänden mit DVDs im Verlag careum erschienen und können dort auch online bestellt werden unter www.verlag-careum.ch

- Lebensphase (perinatal, Kindheit, Adoleszenz, Erwachsene, Alter)
- Bezugswissenschaften (Medizin, Psychologie/Pädagogik/Soziologie, Ethik/Religion, Recht/Politik)
- Interdisziplinarität (Pflegefachpersonal, FAGE, Mediziner, MTT-Berufe, Psychologen, Sozialdienst, Seelsorge)
- Setting (Spital/Klinik, Heim, Spitex, Rehabilitationsklinik)

Der Wochenplan für einen fünfwöchigen Themenblock beinhaltet am ersten Morgen (z.B. Montag) eine Einführung und dann die erste Lernaufgabe. Am dritten Vormittag (Mittwoch) finden die Auswertung (Schritt 7) und die Schritte 1 bis 5 der nächsten Lernaufgabe statt. Am darauf folgenden Montag kann diese Aufgabe ausgewertet und die nächste eingeführt werden. Zwischen Schritt 5 und 7 finden jeweils ca. acht Stunden Selbststudium für Schritt 6 und Skillsvorbereitungen bzw. Übungen (inkl. Simulation) statt. Zu jeder Aufgabe gibt es eine Vorlesung inkl. Expertenbefragung von zwei Unterrichtsstunden. Man kann also jeweils 2 x 2 Tage für PBL und einen Tag für Skillsübungen pro Woche rechnen. Die fünfte Woche schließt am Freitagnachmittag mit einer Prüfung (mündlich oder schriftlich, einzeln oder in Gruppen, mit oder ohne Simulationspatient) ab.

Nachdem wir die zeitlichen und formalen Rahmenbedingungen für ein Lernfeld bzw. einen PBL-Block festgelegt hatten, d.h. jeweils fünf Wochen mit zehn Unterthemen, entwarfen wir für den ersten Block gemeinsam die ersten zehn Lernaufgaben. Die Aufgaben sollten insgesamt die Blockziele abdecken. Sie bezogen sich auf die Kompetenzentwicklung im fachlichen, sozial-kommunikativen, persönlichen, methodischen und technisch-instrumentellen Bereich. Ergänzt durch die Skillsaufgaben, die von der anderen Projektgruppe gesichert wurden, konnte durch die PBL-Lernaufgaben ein Höchstmaß an beruflicher Handlungskompetenz vorbereitet werden, zumal auch die von *Darmann* definierten drei Dimensionen für Pflegekompetenz gesichert waren, wie »wissenschaftliches Regelwissen, Fallverstehen und reflexives Handeln« (*Darmann* 2005a, 2005b). Entsprechend den Vorgaben zur Konzeption von Lernfeldern nach *Bader* (2001) sind also auch PBL-Blöcke »didaktisch begründete, schulisch aufbereitete Handlungsfelder. Sie fassen komplexe Aufgabenstellungen zusammen, deren unterrichtliche Bearbeitung in handlungsorientierten Lernsituationen erfolgt. Lernfelder sind durch Zielformulierungen im Sinne von Kompetenzbeschreibungen und durch Inhaltsangaben ausgelegt« (*Bader* 2001:16). Die Zielsetzungen stehen im jeweiligen Blockbuch für die Lernenden und sichern deren inhaltliche Bearbeitung sowie die Selbst- und Fremdevaluation.

Ab dem zweiten Themenblock (Lernfeld) bearbeiteten jeweils zwei Projektmitglieder ein Blockthema und entwickelten die jeweils zehn Lernaufgaben für den schulischen Unterricht[32]. Sie leiteten gleichzeitig die Lerninhalte für das Skillslab zu diesem Thema ab, die von der Skillslabgruppe aufgegriffen und weiterbearbeitet wurden.

32 Die Anforderungen an die Entwicklung von PBL-Curricula und -Lernaufgaben sind an anderen Stellen genauer beschrieben, vgl. *Schwarz-Govaers* (2002, 2003, 2006).

Gemeinsame Sitzungen von den Teilprojektgruppenleiterinnen und auch den Teilprojektgruppen sorgten für die Koordination. Alle Aufgaben wurden zuerst von mir schriftlich überprüft (alle Schritte durchgespielt), bevor sie zur Diskussion in der Gruppe gestellt wurden. Es konnten nicht alle Aufgaben in den Schritten nach dem Siebensprung in der Gruppe erprobt werden, aber jeder konnte für sich die Schritte schriftlich nachvollziehen. Die Lernfragen (Schritt 5 nach dem Siebensprung) wurden mit den geplanten Lernzielen verglichen und die Aufgaben bei Bedarf angepasst und verändert. Die verantwortlichen Blockkonstrukteurinnen sollten nicht nur Vorschläge für die jeweilige Vorlesung und Literaturbearbeitung zur Lernaufgabe machen, sondern auch noch für jeden Blockabschluss Prüfungsaufgaben und -formen festlegen. Die Prüfungsaufgaben sollten in Form von Syntheseaufgaben konzipiert werden und in schriftlicher oder mündlicher Form in den Schritten 1 bis 5 zu bearbeiten sein (vgl. *Schwarz-Govaers* 2006).

Die Lernaufgaben beziehen sich auf konkrete, durch Praxiserhebung und -erfahrung formulierte Pflegesituationen, die meist nicht mehr als eine halbe bis eine Seite umfassten. Außer den »social-skills«, die in den Skillsheften zur Übung vorlagen, sollten die einzelnen Blöcke die verschiedenen Aufgabentypen berücksichtigen, also jeweils mindestens eine Studiums-, Problem-, Diskussions-, Strategie- sowie Anwendungsaufgabe oder auch eine Multilevelaufgabe, die mit einer Geschichte in Fortsetzungen den ganzen Block durchzieht und verschiedene Aufgabentypen integriert.

Das Curriculum wurde 2004 in St. Gallen als Pilotprojekt gestaltet und wissenschaftlich begleitet. Seit August 2005 ist es in die Regelausbildung für diplomierte Pflegefachfrauen oder -männer am neu erbauten und wunderschön gestalteten »Careum« (mit neuem Namen) in Zürich integriert. Das erste Jahr ist abgeschlossen. Die Prüfungsformen zum Abschluss eines Blocks sind erprobt. Sie wurden von den Lernenden positiv aufgenommen und mit ausgezeichneten Resultaten bewältigt. *Bernadette Alig* stellte in einem Workshop beim Lernweltenkongress 2006 eine Prüfungsaufgabe zum Block 4 und die schriftlich formulierten Ergebnisse der Lernenden mit Benotungsschema vor (s. *Schwarz-Govaers* 2006).

Die Prüfungsaufgabe zu Block 4 »Pflegesituationen erfassen«[33]

Lesen Sie die folgende Fallsituation und analysieren Sie die Pflegesituation. Welche Interventionen schlagen Sie vor? Begründen Sie Ihre Entscheidung.

Herr Kruse, Pflegefachmann, ist für die Pflege von Frau Yasargil zuständig. Frau Yasargil ist 68 Jahre alt. Vor zehn Jahren ist sie aus Pakistan in die Schweiz immigriert. Aufgrund einer Pneumonie, zu deren Behandlung sie sich im Spital befindet, ist sie stark geschwächt und im ATL »sich bewegen« eingeschränkt. Heute Morgen war sie müde, so dass Herr Kruse mit ihr abgemacht hat, die ge- ▸▸

[33] Copyright: Careum Fachstelle PBL für Gesundheitsberufe

plante Mobilisation in den Lehnstuhl um eine Stunde zu verschieben. Wie verabredet betritt Herr Kruse eine Stunde später das Patientenzimmer von Frau Yasargil. Diese hat gerade viel Besuch aus ihrer Kultur, welcher sich laut auf Urdu miteinander unterhält. Herr Kruse bittet den Besuch das Zimmer zu ver lassen und sagt dann zu der Patientin: »Wie vereinbart möchte ich sie nun gerne beim Aufstehen unterstützen, Frau Yasargil.« Frau Yasargil versucht sich daraufhin in Richtung Bettrand zu bewegen. Mehrmals greift sie zum Bettbügel, lässt dann jedoch die Arme wieder sinken. Zeitgleich äussert Frau Berger, eine Mitpatientin: »Dieser ewige Besuch macht mich schon ganz krank. Ich bin froh, dass nun endlich einmal Ruhe ist.« Hilfe suchend schaut Frau Yasargil zu Herrn Kruse auf.

Natürlich lief nicht alles so stringent und einfach, wie es hier dargestellt wurde. Organisatorische und personelle Schwierigkeiten auf verschiedenen Ebenen führten zu mehreren Wechseln in der Projektgesamtleitung, und zur Überarbeitung des Projektdesign. Die Leitungen der Teilprojekte »PBL-Curriculum«, »Skills-Arbeitshefte« und »Medienlandschaft« wurden im dritten Projektjahr an Lehrpersonen der zukünftigen Ausbildungsstätte übergeben. Ich selbst war als Beraterin der PBL-Curriculumgruppe weiterhin tätig und konnte ab Januar 2004 nach meiner Pensionierung die Implementierung aus der Ferne verfolgen.

Inzwischen haben die Kantone Aargau, Bern, Schaffhausen und Zürich (ABZ-Curriuculum) ebenfalls ein PBL-Curriculum vorgelegt, das von vielen anderen Schulen in unterschiedlichen Formen oder Teilen übernommen wurde (da günstiger). Das Lernen am »3. Lernort« (Skillslab oder Lernwerkstatt, nach neuesten Vorgaben heißt es »LTT« = Lernen, Training und Transfer) ist gesetzlich verankert und damit für alle Schulen gesichert. Die im Jahr 2006 beginnenden Bachelor-Studiengänge an Fachhochschulen (in Zürich, Bern und St. Gallen) für eine grundständige Pflegeausbildung haben ebenfalls PBL-Lernsequenzen integriert.

7.3 Curriculare Einbindung von POL in der Weiterbildung Intensiv- und Anästhesiepflege am Universitätsklinikum Hamburg-Eppendorf

(Angela Boonen)

An der Bildungsakademie des Universitätsklinikums Hamburg-Eppendorf wird seit 2001 für die Weiterbildung Intensiv- und Anästhesiepflege ein modulares, fächerintegratives Curriculum basierend auf der Methode des Problemorientierten Lernens (POL) entwickelt. Module werden als abgeschlossene Lerneinheiten verstanden, die jeweils mit einer sich an komplexen Anforderungen orientierenden Prüfung enden. Die einzelnen Module unterliegen einer fächerübergreifenden Unterrichtskonzeption und berücksichtigen die zugrunde liegenden Ziele des Gesamtcurriculums. In jedem

Modul werden die zentralen Lehr-/Lernformen Dozentenunterricht, POL und klinischer Unterricht eingesetzt (*Boonen und Darmann* 2005, 2006).

Unter **Dozentenunterricht** wird der Unterricht im Kursverband verstanden. In diesen Unterrichten werden aus Sicht verschiedener Fachdisziplinen Teilaspekte der jeweiligen Pflegesituation dargestellt und einige Inhalte werden fächerintegrativ im Teamteaching (Pflegende – Mediziner – Lehrer) angeboten.

Beim **Problemorientiertem Lernen (POL)** setzen sich die Teilnehmer in Kleingruppen und unter Anleitung eines Tutors mit komplexen beruflichen Fallsituationen auseinander und eignen sich das Wissen an, das sie zum Verständnis und zur Lösung des Falles benötigen (*Moust et al.*1999, *Schwarz-Govaers* 2002, 2003).

Der **klinische Unterricht** findet als individueller Einzelunterricht auf den Intensivstationen und in der Anästhesieabteilung statt und wird von den Praxisanleitern der Weiterbildung durchgeführt.

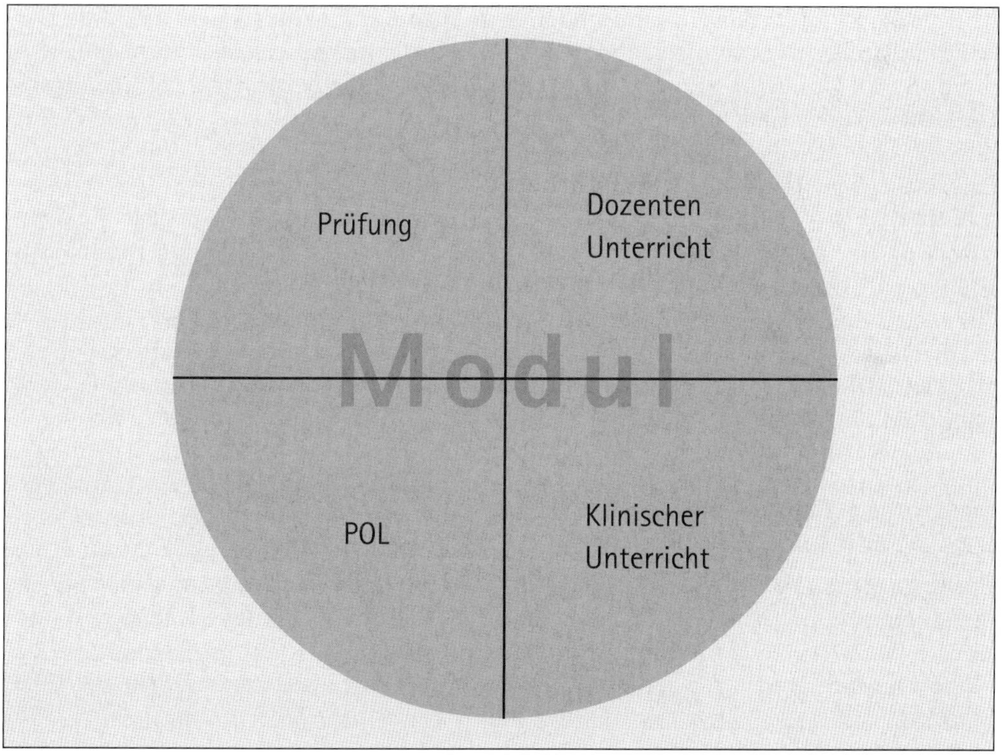

Abbildung 3: Lehr-/Lernformen eines Moduls.

Anlass für die Curriculumentwicklung war die Veränderung der Landesrechtlichen Ordnung Hamburgs, welche die gesetzliche Grundlage für die Weiterbildung Intensiv- und Anästhesiepflege darstellt (*Justizbehörde der Freien und Hansestadt Hamburg* 2000). Diese sah unter anderem eine Erhöhung des theoretischen Unterrichtes von bisher 400 auf 720 Stunden vor. Zudem gab es Kritik am Inhalt und an der bisherigen Form der Weiterbildung. Die Kritik richtete sich gegen den überwiegend wissensvermittelnden Unterricht, die Konzentration auf medizinische Inhalte, den mangelnden Theorie-Praxis-Transfer sowie die Fokussierung auf Fertigkeiten anstelle von Kompetenzen. Die Entwicklung des Curriculums erfolgt prozessbegleitend und ist gekennzeichnet durch ein hohes Maß an Partizipation. Die Curriculumarbeitsgruppe setzt sich zusammen aus Praxisanleitern und Pflegenden der Intensiv- und der Anästhesieabteilung sowie Medizinern und Pflegelehrern. Die Curriculumentwicklung wird als Prozess fortlaufender kontinuierlicher Weiterentwicklung verstanden. Zu Beginn wurde der Prozess durch die Robert-Bosch-Stiftung mit dem Projekt »Neue Lehr- und Lernformen in der Fachweiterbildung Anästhesie- und Intensivpflege« unterstützt. In diesem Rahmen fand eine wissenschaftliche Begleitung und Evaluation mit besonderem Fokus auf POL statt (*Boonen und Darmann* 2005).

7.3.1 Zielsetzung von POL in der Weiterbildung

Im Gegensatz zur Erstausbildung oder zum Studium hat man es in der Weiterbildung mit Fachkräften zu tun, die in den meisten Fällen schon seit vielen Jahren in ihrem Beruf tätig sind. Da sich im Laufe der Berufstätigkeit häufig routineförmige Deutungs- und Handlungsmuster einschleifen, besteht ein zentrales Ziel der Weiterbildung in der Förderung von Deutungs- und Reflexionskompetenz. Im Rahmen des Projektes kristallisierte sich aufgrund der Rückmeldungen vonseiten der wissenschaftlichen Evaluation ein erweiterter POL-Ansatz heraus, der speziell auf Deutungs- und Reflexionskompetenz abzielt. Die Aneignung von hermeneutischer Kompetenz und der Fähigkeit, die eigenen gefunden Deutungen zu hinterfragen, ist deswegen von besonderer Bedeutung, weil Pflegende auf Intensivstationen und in der Anästhesie immer wieder mit Situationen konfrontiert werden, die gedeutet und aus denen Konsequenzen für die Pflege gezogen werden müssen (*Uys et al.* 2004, *Darmann* 2004, 2005a) – auch wenn ihnen dies häufig nicht bewusst ist. Gerade im Intensivbereich sind Pflegende auf ihre Deutungen angewiesen, da viele Patienten in ihrer Kommunikation beeinträchtigt sind. So muss z. B. die Unruhe eines Patienten individuell gedeutet werden. Unruhe kann ein Signal für Schmerzen, Desorientiertheit, Angst oder ein Kommunikationsversuch sein. Die systematische Deutung im Zusammenhang mit der Gesamtsituation und die Verifizierung bzw. Falsifizierung der aufgestellten Hypothesen kann durch POL erlernt werden. Darüber hinaus werden routinisierte Handlungspraktiken (Subjektive Theorien) hinterfragt und das Handlungsrepertoire wird erweitert (*Darmann* 2004, *Boonen und Darmann* 2005, 2006).

Des Weiteren wird durch die Arbeit in der Kleingruppe die Teamfähigkeit bzw. soziale Kompetenz gefördert. Unterstützt wird dieser Lernprozess durch ein strukturiertes Feedback. Durch POL können außerdem methodische Kompetenzen angebahnt werden. Dazu zählen die Durchführung von Recherchen sowie die Bewertung von Rechercheergebnissen. Diese Fähigkeiten gewinnen vor dem Hintergrund des eigenverantwortlichen lebenslangen Lernens zunehmend an Relevanz, da sich das pflegewissenschaftliche Wissen fortlaufend erneuert und die Weiterbildungsteilnehmer sich auch nach der Weiterbildung auf dem Laufenden halten müssen (*Shin et al.* 1993, *Colliver* 2000).

7.3.2 Curriculare Einbindung des POL und Fallkonstruktion

Die curriculare Einbindung des POL erfolgt am Universitätsklinikum Hamburg-Eppendorf durch einen engen Bezug der Fälle zu den anderen Unterrichtsangeboten. Die Gestaltung der POL-Fälle wird gezielt auf die in den Dozentenunterrichten vermittelten Inhalte ausgerichtet. Hierdurch kann erreicht werden, dass über POL eine inhaltliche Vorbereitung auf die Dozentenunterrichte erfolgt und die Teilnehmer die Experten in den Dozentenunterrichten besser für ihre individuellen Fragen nutzen können. POL stellt in den Modulen ein fächerintegratives Element dar, da die jeweilige Thematik von unterschiedlichen Perspektiven betrachtet wird (*Darmann* 2005a). Im Schnitt werden pro Modul zwei POL-Fälle bearbeitet bzw. 20 Fälle im Rahmen der gesamten Weiterbildung. Insgesamt finden ca. 200 von 720 Stunden des theoretischen Unterrichts in Form des problemorientierten Lernens statt, dies entspricht ungefähr 30 %.

Der Fall ist das Kernstück des Problemorientierten Lernens. Die Steuerung der Lernziele erfolgt indirekt über die im Fall vorhandenen Probleme. Damit der Fall im Sinne der Fächerintegration einen Bezug zu den Dozentenunterrichten erhält, wird zu Beginn der Fallentwicklung der curriculare Rahmen in Form von Themenschwerpunkten, die im Fall bearbeitet werden könnten, festgelegt. Im Modul »Pflegesituationen mit wahrnehmungsbeeinträchtigten Patienten« sollten u. a. folgende pflegerischen Themenschwerpunkte bearbeitet werden:

- Bewusstseinsskalen
- Dokumentation und Bewertung von Bewusstsein
- Störungen des Bewusstseins
- Störungen der Körperwahrnehmung
- Umgang mit wahrnehmungsbeeinträchtigten Patienten.

Für die Fallentwicklung hat es sich als hilfreich herausgestellt, »Praktiker« (z. B. Praxisanleiter) mit einzubeziehen, um den Bezug zur Praxis herzustellen. Die Pflegenden werden gebeten, möglichst authentische Situationen zu schildern. Die Aufgabe des Fallschreibers ist es, auf die Komplexität zu achten und durch gezieltes Nachfragen die richtigen Formulierungen auszuwählen. Der Fall sollte offene, ungelöste oder nicht befriedigend gelöste Problemsituationen beinhalten und die Probleme sollten aus wechselnden Perspektiven betrachtet werden können bzw. mehrere Deutungen/ Hypothesen ermöglichen (vgl. *Darmann* 2004). Zu Beginn der Fallentwicklung werden den Pflegepraktikern Fragen zu den ermittelten Themenschwerpunkten gestellt, um die täglichen Probleme herauszufiltern. Bezogen auf die eingangs genannten Themenschwerpunkte können folgende Fragen und mögliche Antworten den Einstieg in die Fallentwicklung erleichtern:

Welche typischen Probleme ergeben sich in der Handhabung der Glasgow-Koma-Skala (GKS)?

- Die Skala wird standardmäßig angewandt, auch wenn der Wert nur eine quantitative Aussage bietet.
- Es liegt keine qualitative Beurteilung der Bewusstseinslage vor.
- Mit der Einschätzung der GKS ist häufig die Beurteilung des Bewusstseins abgeschlossen.

Welche Schwierigkeiten bestehen bei der Dokumentation von Bewusstseinsveränderungen?

- Das Bewusstsein von Patienten wird sehr unterschiedlich bewertet und dokumentiert. Einige schreiben gar nichts, andere dokumentieren nur sehr allgemein und wenig aussagekräftig.
- Individuelle Zeichen des Patienten werden kaum dokumentiert.

Welche Probleme sind im Zusammenhang mit wahrnehmungsbeeinträchtigten Patienten noch aufgefallen?

- Häufig wird gar nicht erkannt, dass die Patienten eine Wahrnehmungsstörung haben.
- Frühförderung findet kaum statt, da oftmals zu große Unsicherheiten vorhanden sind.
- Individuelle Zeichen des Patienten werden weder als versuchte Kontaktaufnahme gewertet, noch zur Kommunikation genutzt.

Im POL-Fall sollten die festgestellten Probleme so geschildert werden, dass diese nicht direkt benannt werden. Eine möglichst präzise und kurze Falldarstellung führt gezielt zu den zu bearbeiteten Problemkomplexen hin. Des Weiteren sollten möglichst wertfreie und genaue Beschreibungen des Verhaltens genutzt werden. Die Verwendung von wörtlicher Rede unterstützt die Verdeutlichung subjektiver Perspektiven und besonderer kommunikativer Aspekte (*Boonen und Darmann* 2005).

»Besser als gestern …«
Petra Wiesener kommt zum Spätdienst und Ralf Petersen übergibt ihr Herrn Müßeler mit den Worten: »Im Großen und Ganzen ist alles beim Alten. Vom Bewusstsein ist es so, dass er weiterhin nichts macht, aber mir ist heute Morgen das erste Mal aufgefallen, dass er einmal kurz die rechte Hand zur Faust geballt hat. Danach habe ich mehrmals versucht, ob er mir die Hand drücken kann, – ohne Reaktion. Er ist also weiterhin 1T1, aber irgendwie finde ich ihn trotzdem besser als gestern.«

Dieser Fall bietet die Möglichkeit, alle oben genannten Schwerpunktthemen anzusprechen. Ein deutlicher Schwerpunkt liegt auf der Beurteilung des Bewusstseins und der Einschätzung anhand der Glasgow-Koma-Skala.

7.3.3 Durchführung des POL

Die Bearbeitung anhand des POL erstreckt sich in Hamburg über drei Sitzungen. Für die erste Sitzung (Schritt 1 bis 5) werden zwei Unterrichtsstunden (90 min) eingeplant, im Anschluss daran erhalten die Teilnehmer vier Unterrichtsstunden Studienzeit zur Bearbeitung der Lernziele (Schritt 6). Daran schließt sich die zweite Sitzung (Schritt 7) mit einer Dauer von drei Unterrichtsstunden (135 min) an. Ziel dieses Schrittes ist es, die neu gewonnenen Informationen zusammenzutragen und auf den Fall anzuwenden (*Boonen und Darmann* 2005). Die Tutoren wurden dahingehend geschult, über vertiefende Fragen die Zusammentragung zu unterstützen und den Lernenden ein Feedback über die Qualität und Korrektheit der von ihnen erarbeiteten neuen Kenntnisse zu geben. POL ohne ausreichendes Feedback ist insuffizient und verunsichert die Lernenden. Dieses führt dazu, dass sich das Gelernte nicht festigen kann (*Norman und Schmidt* 1992).

Zusätzlich wurde in Hamburg eine dritte Sitzung im Umfang von 45 Minuten eingeführt. In dieser dritten Sitzung wird zum einen das Protokoll besprochen und es werden Inhalte vertieft, die in der zweiten Sitzung nicht ausreichend erläutert werden konnten. Ein weiterer Schwerpunkt der dritten Sitzung liegt auf dem Transfer des erarbeiteten Wissens auf klinische Situationen und der Reflexion des Gruppenprozesses.

7.3.4 Einbindung des POL in die klinischen Unterrichte

Der klinische Unterricht findet in der Weiterbildung als individueller Einzelunterricht auf den Intensivstationen und in der Anästhesieabteilung statt und wird von den Praxisanleitern der Weiterbildung durchgeführt. Diese sind ausschließlich für die Weiterbildung zuständig und übergeordnet tätig. Dies bedeutet, dass sie auf zwei bis drei unterschiedlichen Intensivstationen und zum Teil auch in der Anästhesieabteilung unterrichten. Die Teilnehmer erhalten im Durchschnitt zwei punktuelle klinische Unterrichte (jeweils ca. zwei bis drei Stunden) pro Monat. Die Praxisanleiter bemühen sich darum, die im theoretischen Unterricht thematisierten Inhalte im klinischen Unterricht zeitnah aufzugreifen.

Des Weiteren wird in den klinischen Unterrichten die Problemlösungsfähigkeit in Alltagssituationen gefördert, um langfristig die Handlungskompetenz in beruflichen Problemsituationen zu steigern. Die Lernenden werden zusätzlich zum POL aufgefordert, Hypothesen zur Deutung eines in der Praxis aufgetretenen Problems zu bilden und bereits erworbenes Wissen zur Situationsdeutung heranzuziehen (Theorie-Praxis-Transfer). Dieser Schritt erschien notwendig, da die Lernenden anfangs weiterhin Probleme hatten, die im POL erworbene Deutungs- und Problemlösungskompetenz in der Praxis anzuwenden. Ziel der klinischen Unterrichte ist es die Deutungs- und Urteilsfähigkeit in konkreten Pflegesituationen zu fördern und diesen Verlauf zu dokumentieren. Die Teilnehmer werden aufgefordert, ihre Patientenbeobachtungen schriftlich in einem Weiterbildungsordner festzuhalten und individuelle Planungen zum gezielten Vorgehen in der Pflege zu erstellen (*Boonen und Darmann* 2005, 2006).

7.4 POL an der Bremer Krankenpflegeschule

(Sabine Muths, Jens Oestreich, Barbara Venhaus-Schreiber)

7.4.1 Hintergrund und Ausbildungskonzept

Die Einbindung von POL in den Lehrplan der Bremer Krankenpflegeschule (BKS) ist vor dem Hintergrund des gesamten Prozesses der Team- und Curriculumentwicklung der Schule zu sehen. Ziel ist die Entwicklung eines lernfeldorientierten Curriculums und die Implementierung innovativer Lehr-/Lernformen in den Unterrichtsalltag, wobei die Einführung des Problemorientierten Lernens einen wichtigen methodischen Schwerpunkt bildet. Seit Oktober 2003 wird der Schulentwicklungsprozess an der BKS in pflegepädagogischer und fachdidaktischer Hinsicht moderiert und wissenschaftlich begleitet durch *Prof. Dr. I. Darmann-Finck* und *Sabine Muths* (Universität Bremen, Institut für Public Heath und Pflegeforschung [IPP]) (vgl. *Darmann-Finck et al.* 2007).

Im Sinne eines emanzipativen Bildungsverständnisses zielt das angestrebte Curriculum auf die Befähigung zur wissensbasierten, situations- und personenadäquaten und reflexiven Urteilsbildung. Bei der Curriculumkonstruktion wird als Referenzrahmen der pflegedidaktische Ansatz von *Darmann-Finck* herangezogen (*Darmann* 2005a). Im Mittelpunkt der Lernfelder, die über die Analyse und didaktische Reflexion gegenwärtiger und zukünftiger pflegerischer Handlungsfelder der Pflege gewonnen werden, stehen sogenannte Lerninseln (*Darmann* 2005a, *Dubs* 2000). Den Lerninseln liegen komplexe, problemhaltige Situationen der Berufswirklichkeit (berufliche »Schlüsselprobleme«) zugrunde, die mit verschiedenen Methoden und unter Beachtung mehrerer Perspektiven empirisch erhoben werden.[34] Neben dem Wissenserwerb zielen die Lerninseln insbesondere darauf ab, sowohl die Deutungskompetenz der Schüler, also ihre Fähigkeit zu komplexem Fallverstehen, als auch die Reflexionskompetenz im Sinne einer kritisch-konstruktiven Auseinandersetzung mit den Antinomien, Widersprüchen und Paradoxien des Pflegeberufs zu befördern. Diese eher induktiv gewonnenen »Lerninseln« werden im jeweiligen Lernfeld deduktiv um vornehmlich wissensbasierte Unterrichtsinhalte ergänzt, die zum Teil fallbezogen, zum Teil fachstrukturiert vermittelt werden.

[34] Folgende Daten können hierfür herangezogen werden: Narrative aus der Berufspraxis der Schüler, der Praxisanleiter oder dem klinischen Unterricht, biografische Interviews mit Patienten, anonymisierte Patientenakten, Experteninterviews mit diversen Fachleuten o. ä.

7.4.2 Curriculare Einbindung und Zielsetzung von POL an der BKS

Das Konzept des Problemorientierten Lernens (POL) bildet einen ergänzenden Schwerpunkt in diesem curricularen Innovationsprozess. Anhand dieses curricularen Elements sollen insbesondere eine Verbesserung des Wissenstransfers zwischen Theorie und Praxis, die fächerintegrative Darstellung und Analyse der Inhalte sowie die Übernahme von Verantwortung für den eigenen Lernprozess erreicht werden (vgl. *Schwarz-Govaers* 2002, 2003). Das POL wird als Lehr-/Lernarrangement zur Förderung von Deutungs- und Reflexionskompetenz, von sozialen, personalen und methodischen Kompetenzen sowie transferfähigem Wissen verstanden.

Die Fallsituationen für das POL haben dabei Ähnlichkeit mit den Fallbeispielen, die den Schülern in anderen Lernsituationen, v. a. in den Lerninseln, begegnen. Intendiert ist hier wie dort nicht die Erarbeitung des »richtigen« Weges, einer »richtigen« Pflegehandlung, sondern es sollen vielfältige Deutungen und daraus resultierende Handlungsalternativen gefunden werden.

Der Unterschied besteht in erster Linie in der weitestgehend selbstständigen Problembearbeitung und der methodischen Struktur des Siebensprungs. Entscheidend für das POL ist nicht das Ergebnis der Problembearbeitung, die Problemlösung, sondern der Weg zu ihr, die Strategie. Die Schüler sollen im Rahmen der Deutungsmöglichkeiten der zu bearbeitenden Fälle die Gelegenheit haben, ihren Lernprozess selbst zu gestalten, eigene Schwerpunkte zu setzen, sich selbst Informationen zu beschaffen und sich dabei mit vorhandenen und neu recherchierten Wissensbeständen möglichst kritisch auseinanderzusetzen. Die Entscheidung, was sie dabei lernen und mit welchen Lernmaterialien sie arbeiten, wird in weitaus geringerem Maße als in anderen Lernsituationen durch die Lehrer gelenkt. Für die Fallauswahl und -konstruktion bedeutet das, dass die für POL ausgewählten Fallsituationen deutungsoffen sind und solche Themen transportieren, für die (auch gegensätzliche und widersprüchliche) Wissensbestände recherchierbar sind, die dann in der zweiten POL-Sitzung fallbezogen diskutiert und bewertet werden können. Demgegenüber bleiben konflikthafte Situationen und Krisen in Fallbeispielen eher den Lerninseln und damit anderen Unterrichtsmethoden wie dem Rollenspiel, der Dilemmadiskussion oder der ethischen Fallbesprechung vorbehalten, also solchen Lehr-/Lernformen, in denen Lehrende moderieren und strukturieren.

Aufgrund der Deutungsoffenheit der Fallsituationen ist das Spektrum an möglichen Lernzielen der Lernenden groß und es besteht stets die Möglichkeit, dass die Kleingruppen sich jeweils für unterschiedliche Lernfragen entscheiden. Daher ist im Lehrplan der BKS zur Zeit nicht beabsichtigt, Grundlagen- oder sonstiges obligates Wissen ausschließlich mit dieser Methode zu erarbeiten, weil sich die KollegInnen dann ggf. gezwungen sehen würden, entgegen der Intention des POL steuernd einzugreifen und den Entscheidungsspielraum der Schüler zu beschneiden. Die Fallbeispiele knüpfen deshalb an Inhalte vorausgegangener Lernfelder an (auch im Sinne der Reaktivierung und Erweiterung bereits erworbenen Wissens) und behandeln ergänzende Situationen, die im aktuellen Lernfeld nicht ausdrücklich Gegenstand des Unterrichts waren. Sie greifen im Fachunterricht strukturiert vermitteltes Wissen auf, das durch die Fallsituation in POL kontextualisiert werden soll oder nehmen Bezug auf das sich anschließende Lernfeld, damit sich die Schüler hier eine erste Wissensbasis selbst aneignen können.

Beispiel für eine Fallsituation, wie sie an der BKS in der Ausbildungsmitte im POL eingesetzt wird:

Alte Hausmittel

Giesela Draschke war Bäckereifachverkäuferin und ist jetzt mit 63 Jahren seit einem Jahr im Ruhestand. Frau Draschke hat eine stark ausgeprägte Varikosis und seit über einem Jahr einen Ulcus Cruris am rechten Unterschenkel oberhalb des Innenknöchels, der einfach nicht heilen will (*wird durch ein entsprechendes Foto illustriert*).

Die Wunde wird durch einen ambulanten Pflegedienst einmal täglich versorgt. Dr. Schneider, der seit 30 Jahren der Hausarzt von Frau Draschke ist, hat einen Beta-Isadonna-Salbenverband mit Kompressionsverband angeordnet.

An einem warmen Vormittag im Juni sagt Frau Drascke während des Verbandwechsels genervt zu Holger Bruns, der sie seit mehreren Wochen regelmäßig betreut: »Wissen Sie was, Sie sind ja ganz nett, aber ich glaub', das bringt alles nichts. Jetzt wird es wieder warm draußen und ich kann immer noch nicht mit meinem Mann schwimmen gehen. Und das haben wir früher regelmäßig gemacht. Ich hab' meiner Freundin von diesem Theater mit meinem Bein erzählt und die hat gesagt, dass man so was heute wieder mit ganz alten Hausmitteln behandelt, und dass das viel besser wirkt als diese braune Salbe. Honig soll bei ihrem Schwager, der auch so was hatte, richtig gut geholfen haben. Sein Bein ist damit wieder zu gegangen. Ich möchte, dass Sie das bei mir auch machen!«

7.4.3 Entwicklung und praktische Realisierung von POL

Zunächst wurde das gesamte Unterrichtsteam der BKS durch Schulungen an mehreren Teamtagen mit der Methode des POL vertraut gemacht. Diese Schulungen umfassten sowohl die Selbsterfahrung der Methode aus der Perspektive der Lernenden als auch die Reflexion und Übung in der Rolle des Lernbegleiters. In einer Arbeitsgruppe von Lehrern des Kollegiums, die durch Sabine Muths moderiert wurde, wurden anschließend – ähnlich wie für die Erarbeitung der Lernfelder – die Fallsituationen auf der Basis von narrativ erhobenen Situationen der Berufswirklichkeit entwickelt.

Auf dieser Grundlage wird das Problemorientierte Lernen in der BKS seit Oktober 2004 mit Beginn der theoretischen Ausbildung durchgeführt. Das bedeutet für die Schüler, dass sie POL bereits im ersten Theorieblock kennenlernen. In den folgenden Theorieblöcken der Ausbildung sind gegenwärtig jeweils i.d.R. zwei POL-Fälle vorgesehen. Zu Beginn des Projekts war pro Theorieblock lediglich ein POL-Fall in jedem Kurs eingeplant. Nach einiger Zeit kamen aber aus verschiedenen Kursen die Rückmeldungen, dass die Abstände der Fallbearbeitungen zu groß seien. Als problematisch stellte sich vor allem der fehlende Übungseffekt im Umgang mit der Methode dar. Dies erschien dem Schulteam nachvollziehbar, da die Zeit zwischen zwei Theorieblöcken teilweise zehn bis 12 Wochen betrug. Daraufhin wurde die Anzahl der POL-Fälle pro Block Anfang 2007 auf zwei erhöht.

Im Vorfeld zum ersten zu bearbeitenden Fall erhält der Kurs als Gesamtgruppe eine Einführung in die Methode POL. Dabei werden Zielsetzung, Form der Durchführung und der Siebensprung erläutert und an einem Beispielfall in Ansätzen durchgespielt. Die Schüler bekommen ein Skript zur Umsetzung der Methode POL an der Bremer Krankenpflegeschule.

Die POL-Fälle werden in zwei Sitzungen und einer Recherche-Sequenz bearbeitet. Hierfür sind i.d.R. insgesamt acht Unterrichtsstunden pro Fall eingeplant. In der ersten Doppelstunde werden nach der Fallvorstellung und der Rollenverteilung die ersten fünf Schritte des Siebensprungs durchgeführt. Als Materialien stehen den Schülern diverse Moderationsutensilien zur Verfügung (Flipchart-Papier, verschiedenfarbige Pappkarten, Filzstifte, Magnete u.a.). Die Zeitvorgabe beträgt 90 Minuten, wobei die letzten fünf bis zehn Minuten für ein Feedback reserviert sind. In diesem können das eigene Verhalten, die Zusammenarbeit in der Gruppe, die Begleitung durch den Tutor oder der Fall reflektiert werden.

In den nun folgenden zwei Doppelstunden recherchieren die Schüler zu den in der ersten Sitzung formulierten Fragen. Diese Phase organisieren sie selbstständig und ohne Begleitung durch den Tutor. Hierbei ist es besonderes wichtig, dass jede jeder Schüler zu allen Lernfragen Ergebnisse sammelt; eine wie auch immer geartete Arbeitsaufteilung unter den Gruppenmitgliedern wird nicht zugestanden. Die Recherchezeit ist als Unterrichtszeit im Stundenplan deklariert, so dass die Schüler nicht in ihrer Freizeit recherchieren müssen. Es stehen den Gruppenmitgliedern sowohl die Schulbibliothek als auch sechs Online-PC-Arbeitsplätze zur Verfügung. Darüber hinaus sind Expertenbefragungen, Studium der eigenen Unterrichtsunterlagen oder auch weiteres Literaturstudium außerhalb der Schulbibliothek möglich.

In den letzten beiden Stunden des POL-Stundenkontingents steht die möglichst frei vorgetragene Präsentation der Rechercheergebnisse im Vordergrund. Anschließend wird ein fallbezogenes Ergebnis formuliert, wobei die Gruppe diskutieren soll, inwieweit sie den POL-Fall nun besser versteht, anders deutet oder welche Handlungsmöglichkeiten sich erschließen. Im Zuge der Ergebnisvorstellung ist es möglich, neue Hypothesen zu bilden, die eine erneute Recherche in Eigenarbeit nach sich ziehen können. Abschließend folgt ein erneutes Feedback, dieses Mal für den gesamten Prozess.

Die Kleingruppenarbeiten der ersten und dritten Phase finden jeweils unter Anleitung einer Lehrerperson als Tutor statt. Sie hat die Aufgabe, als Lernbegleiter die Gruppen bei der Umsetzung der Methode zu unterstützen, Denkanstöße bei der Falldiskussion, Hinweise auf mögliche Formen der Recherche zu geben und bei ungenauem, oberflächlichem und unreflektiertem Wissen zu intervenieren, um eine präzisere, reflexionsorientierte Arbeitshaltung zu fördern. Weiterhin gibt sie Rückmeldungen zum Prozess und zum Protokoll. Die Tutoren sollen dabei nicht der Versuchung erliegen, auf die klassischen Handlungsmuster der Lehrerrolle zurückzugreifen und »richtige« Lösungen zu nennen bzw. in einer Art Unterrichtsgespräch fragend zu entwickeln.

7.5 Die Einbindung von POL in das lernfeldorientierte Curriculum des Christlichen Verbandes für gesundheits- und sozialpflegerische Bildungsarbeit e.V. in Berlin

(Anja Walter)

Zum Christlichen Verband für gesundheits- und sozialpflegerische Bildungsarbeit e.V. gehören elf evangelische bzw. katholische Schulen in Berlin. Seit Anfang 2004 treffen sich die Lehrenden in schulübergreifenden, lernsituationsbezogenen Arbeitsgruppen. Schulnahe Curriculumentwicklung heißt für uns, dass alle Beteiligten einbezogen sind. So wirken im Gesamtprozess Lernende, nebenamtlich Lehrende und Praxisanleitende bei der Erarbeitung bzw. Verfeinerung von Lernsituationen mit. Für alle Lehrenden wurden im Rahmen der Curriculumentwicklung drei Fortbildungstage – zum Lernfeldkonzept, zum problemorientierten Lernen und zur Curriculumkonstruktion bzw. -prozess konzipiert und gestaltet. Anleitende in der Pflegepraxis erhielten ebenso Einführungen in Problemorientiertes Lernen.

Ziel ist die Entwicklung eines lernfeldorientierten Curriculums entsprechend den Ausbildungs- und Prüfungsverordnungen der Alten-, Gesundheits- und Kinderkranken- bzw. Gesundheits- und Krankenpflege und der Rahmenrichtlinie des Landes Berlin (entspricht der NRW-Ausbildungsrichtlinie). Von Beginn an geht es uns um eine Vernetzung von schulischer und betrieblicher Ausbildung mittels verschiedener Formen der Lernortkooperation, die in das Curriculum integriert werden. Unser Anliegen ist ausdrücklich die Stärkung der Lernenden als Personen. Wir möchten ihnen ein Lernen ermöglichen, das sie – ihre Arbeits- und Lebenswelt – ernst nimmt, ihnen Selbst- und Mitbestimmungsräume öffnet und somit berufliche Mündigkeit zum Ziel hat.

Lernsituationen sind die Kernstücke des Curriculums. Wir entwickeln sie mit Hilfe eines eigenen Modells ausgehend von authentischen Handlungssituationen[35], die wir selbst erheben oder berufswissenschaftlichen bzw. pflegedidaktischen empirischen Untersuchungen entnehmen.

Die Lernfelder (Altenpflege) bzw. Themenbereiche (Kranken- und Kinderkrankenpflege) der Ausbildungs- und Prüfungsverordnungen liegen in unserem Verständnis eher quer zu Handlungs-respektive Lernfeldern. Unserer Auffassung nach gibt es im Moment keine hinreichenden pflegegenuinen Belege für bestimmte Handlungs- und Lernfelder. Deshalb setzen wir bei Handlungssituationen an und wollen durch einen Such- und Sortierungsprozess zu besagten Handlungs- bzw. Lernfeldern gelangen. Durch das Sammeln vieler Handlungssituationen und das Erarbeiten der Lernsituationen sehen wir im Verlauf unseres Prozesses, welche Strukturen sich abheben und wie sich die Situationen ordnen lassen. Wir vermuten, dass wir am Ende unseres Prozesses Ordnungskriterien für die Lernsituationen entdeckt haben werden. Voraussichtlich werden sie sich an Phänomenen und Konzepten orientieren.

Zur Entwicklung der Lernsituationen in den Arbeitsgruppen gehört, dass Empfehlungen zum Lehr-Lern-Arrangement gegeben werden. Die Empfehlungen umfassen in unserem Prozess vor allem methodische Vorschläge, die gleichwohl in einer pflegedidaktisch begründeten Relation zu Zielen, Inhalten und Lernvoraussetzungen stehen. Besonderes Augenmerk legen wir auf problemorientiertes[36] und erfahrungsbezogenes[37] Lernen. Außerdem werden Hinweise dazu gegeben, wie Ziele, Inhalte und Methoden zu Beginn einer Lernsituation mit den Lernenden ausgehandelt[38] respektive erweitert und modifiziert werden können. Die Lernsituationen werden in fünf bis acht Tagen bearbeitet. Je nach Situation arbeiten die Lernenden acht bis 24 Stunden problemorientiert.

Ein Beispiel soll verdeutlichen, mit welcher Art von Handlungssituationen wir arbeiten.

Eine Lernende am Ende des 1. Ausbildungsjahres erzählt:

Bei der Dienstübergabe berichtete uns Schwester Sandra von der 81-jährigen Frau Mertens, die gestern aufgenommen wurde und seit ihrer Aufnahme sehr unruhig war. Schwester Sandra erzählte lebhaft und gereizt von der vergangenen Nacht: Die Patientin hielt es keine fünf Minuten in ihrem Zimmer aus,

▶▶

[35] Zur Entwicklung der Lernsituationen vgl. *Walter* (2006).

[36] Wir folgen den Empfehlungen von *Biley und Smith* (1999) und *Glen und Wilkie* (2001).

[37] Wir folgen den Empfehlungen von *Oelke et al.* (2000).

[38] In diesem Zusammenhang haben wir uns mit den Ausführungen von *Ertl-Schmuck* (2000) zu Aushandlungsprozessen auseinandergesetzt.

lief ziellos über den Flur auf der Suche nach etwas. Sie konnte ihr irgendwann nicht mehr gut zureden und schob sie nur noch wortlos ins Zimmer und schloss die Tür. Das wiederholte sich 20- bis 30-mal in dieser Nacht. Sandra war wie erschlagen.

Nach der Dienstübergabe begann das morgendliche Waschen. Ich sollte Frau Mertens am Waschbecken unterstützen. Frau Mertens ging ins Bad und ich sagte ihr, sie solle sich soweit waschen, wie sie es noch selbstständig kann. Nachdem sie auf dem Stuhl saß, stellte ich die Waschutensilien für sie bereit, sagte, dass sie anfangen könne und ich gleich wiederkäme, da ich gerne das Bett noch machen wolle. Während ich das tat, kam Frau Mertens aus dem Bad und meinte, dass sie fertig sei. Ich stellte aber fest, dass dies nicht stimmte, da ich noch alles unberührt und trocken im Bad vorfand.

Ich bat sie, sich noch einmal frisch zu machen, worauf sie sich setzte und das Wasser andrehte. Das Wasser lief und lief und nichts passierte. Ich motivierte Frau Mertens, sich doch einmal das Gesicht mit dem Waschlappen zu waschen, was sie daraufhin auch tat. Aber nur das! Bei jedem Körperteil musste ich sie auffordern, dies zu waschen, damit das auch getan wurde. Sie blickte dabei immer wieder auf den Boden und rief laut »Teddy, miez, miez!«, woraus ich schloss, dass sie ihre Katze suchte. Teilweise wusch sie einige Körperstellen doppelt, da sie meinte, dies noch nicht getan zu haben. Das ging die ganze Zeit so. Ich musste ständig hinterher sein, dass auch das »Richtige« getan und nichts vergessen wurde, da sie immer wieder aufstehen wollte und ihre Katze suchte.

Das Schwierigste für mich war, dabei die Nerven zu behalten und trotz allem ruhig und freundlich zu der Patientin zu sein. Man rollt vielleicht dennoch mit den Augen. Es war auch schwierig, die Motivation bei diesem kleinschrittigen Vorgehen nicht zu verlieren.

Damit die inneren Selbstauslegungen der Beteiligten und mögliche Deutungen markant hervortreten, wird die Situation zunächst szenisch[39] bearbeitet. Ergebnis ist eine Sammlung möglicher Selbstauslegungen und Deutungen zu den Phänomenen aus den Perspektiven der Beteiligten. Dieser von einer Spielleiterin begleitete Schritt wird der problemorientierten Auseinandersetzung vorgeschaltet, weil er ein konsequentes Hineingehen in die Perspektiven der Beteiligten in der Situation ermöglicht, sich noch nicht mit Erklärungen beschäftigt und somit zum hermeneutischen Fallverstehen beiträgt.

39 Dies geschieht in Anlehnung an *Oelke* et al. (2000).

Erst danach wird die Handlungssituation bzw. in den meisten Fällen eine Passage daraus von den Lernenden mit Hilfe des »Siebensprungs«[40] problemorientiert bearbeitet. Hierbei geht es vor allem um Deutungs- und Reflexionskompetenz, die sich verschiedener Wissensdimensionen bedient. Wissen wird somit im Laufe des Prozesses in die Situation eingehängt, kontextualisiert. Da sich die Lehrenden selbst in einem Lernprozess bezüglich POL befinden, antizipieren wir in den lernsituationsbezogenen Arbeitsgruppen zum Teil Fragen bzw. Überlegungen, die Lernende zu der Handlungssituation haben **könnten**. Die antizipatorischen Überlegungen können den Tutoren bei der Lernbegleitung Sicherheit vermitteln, strukturieren oder steuern aber **nicht** das problemorientierte Vorgehen der Lernenden.

»Die Schule wird lebendiger.« – so beschrieb eine Gruppe von Lehrerinnen ihren Gesamteindruck von der bisherigen Umsetzung der Lernsituationen. Befragt nach ihren Erfahrungen bei der Umsetzung von POL thematisierten die Lehrenden hervorstechend die Ungewissheit bezüglich der an sie im Prozess herangetragenen Fragen und Bedürfnisse der Lernenden – und damit ihre Rolle. Viele Aussagen lassen sich unter das Stichwort fassen **Balance zwischen Selbst- und Fremdsteuerung halten**.

Unsere schulnahe Curriculumentwicklung erfordert nach wie vor eine Reflexion des Lehr-/Lernverständnisses der Lehrenden und Lernenden und die Entwicklung eines gemeinsamen Verständnisses von POL. In der Umsetzung des POL verfolgen wir Strategien, die dazu beitragen, dass Lehrende mehr Sicherheit in ihrer Rolle als Tutoren entwickeln können. Wesentlich sind hierbei die **direkte Begleitung durch POL-erfahrene Kolleginnen** und eine angebotene **kollegiale Praxisberatung** als Reflexionsmöglichkeit eigener Umsetzungserfahrungen.

Literatur

Bader, R. (2001): Entwickeln von Rahmenlehrplänen nach dem Lernfeld-Konzept. Internet: www.learn-line.nrw.de/angebote/seluba/publik/vortrag/bader.htm: S. 1–23.

Bader, R. (2003): Lernfelder konstruieren – Lernsituationen entwickeln. Eine Handreichung zur Erarbeitung didaktischer Jahresplanungen für die Berufsschule. Die berufsbildende Schule, 55(7/8)/03, S. 210–217.

Barrows, H. S. (1985): How to design a problem-based curriculum for the preclinical years. Springer, New York.

Biley, F. C.; Smith, K. L. (1999): Making sense of problem-based learning: the perceptions and experiences of undergraduate nursing students. In: Journal of Advanced Nursing, 30(5)/99, S. 1205–1212.

[40] Es werden jedoch nicht alle Handlungssituationen bzw. Passagen auf diese Weise bearbeitet.

Boonen, A.; Darmann, I. (2005): Neue Lehr- und Lernformen in der Fachweiterbildung Anästhesie und Intensivpflege. Abschlussbericht. Teil I Konzeption (Boonen). Teil II: Evaluation (Darmann et al.). Teil III: Resümee (Boonen/Darmann). Unveröffentlichtes Manuskript, Hamburg.

Boonen, A.; Darmann, I. (2006): Lehren und Lernen in der Fachweiterbildung Intensivpflege und Anästhesie. In: Meyer, G.; Friesacher, H.; Lange, R. (Hrsg.): Handbuch der Intensivpflege: Pflegerische Praxis und medizinische Grundlagen. Ein Lehr- und Arbeitsbuch für Mitarbeiter auf Intensivstationen. ecomed.-Losebl.-Ausg. 20. Ergänzungslieferung, Landsberg/Lech. S. 1–20.

Careum Fachstelle POL für Gesundheitsberufe (2004a): Problem basiertes Curriculum. Zürich, Verlag Careum.

Colliver, J. A. (2000): Effectiveness of Problem-based Learning Curricula: Research and Theory. In: Academic Medicine, 75(3)/00, S. 259–266.

Darmann, I. (2004): Problemorientiertes Lernen – Transfer durch die Erweiterung von Situationsdeutungen. In: PrInterNet, 6(9)/04, S. 461–467.

Darmann, I. (2005a): Pflegeberufliche Schlüsselprobleme als Ausgangspunkt für die Planung von fächerintegrativen Unterrichtseinheiten und Lernsituationen. In: PrInterNet, 7(6)/05, S. 329–335.

Darmann, I. (2005b): Professioneller Pflegeunterricht. PrInterNet 7(12)/05, S. 655–663.

Darmann-Finck, I.; Muths, S.; Oestreich, J.; Venhaus-Schreiber, B. (2007): Beratung und formative Prozessevaluation an der Bremer Krankenpflegeschule (BKS) – Unveröffentlichter Abschlussbericht.

Dubs, R. (2000): Lernfeldorientierung: Löst dieser neue curriculare Ansatz die alten Probleme der Lehrpläne und des Unterrichts an Wirtschaftsschulen. In: Lipsmeier, A.; Pätzold, G. (Hrsg.): Lernfeldorientierung in Theorie und Praxis. Beiheft 15 der zeitschrift für Berufs- und Wirtschaftspädagogik. Stuttgart: Steiner, S. 15–32.

Ertl-Schmuck, R. (2000): Pflegedidaktik unter subjekttheoretischer Perspektive. Mabuse, Frankfurt am Main.

Glen, S.; Wilkie, K. (2001): Problemorientiertes Lernen für Pflegende und Hebammen. Huber, Bern.

Hauck, M. (2001): Inhaltsanalyse von sechs Curricula. Internes Dokument, Zürich Careum.

Justizbehörde der Freien und Hansestadt Hamburg (2000): Amtlicher Anzeiger Teil III des Hamburgischen Gesetz- und Verordnungsblattes. Fortbildungs- und Prüfungsordnung zur Fachkrankenschwester/zum Fachkrankenpfleger und zur Fachkinderkrankenschwester/zum Fachkinderkrankenpfleger für Intensivpflege und Anästhesie, Hamburg.

Kultusministerkonferenz (1991): Rahmenvereinbarung über die Berufsschule (Beschluss der KMK vom 14./15.3.1991). KMK, Bonn.

Kultusministerkonferenz (2000): Handreichungen für die Erarbeitung von Rahmenlehrplänen der KMK für den berufsbezogenen Unterricht in der Berufsschule und ihre Abstimmung mit Ausbildungsordnungen des Bundes für anerkannte Ausbildungsberufe. Fassung vom 15.9.2000. KMK, Bonn.

Ludwig, I. (2001): Das Skillslab. Journal Dossier SRK, (2)/01, S. 18–19.

Meer, K. van; Nelienhof, J. van (1994): Elementare soziale Fertigkeiten. Transferpunkt für Unterweisungen in Fertigkeiten, Maastricht.

Moust, J. H. C.; Bouhuis, P. A. J.; Schmidt, H. G. (1999): Problemorientiertes Lernen. Ullstein Medical, Wiesbaden.

Muths, S. (2004): Mit Lernfeldern und POL zu beruflicher Kompetenz – Praktische Umsetzung im schulischen Alltag. Vortragsmanuskript zur Fachtagung Pflegepädagogik, Münster 03/2005. (unter Mitarbeit von: Darmann, I.; Frederichs, D.; Oestereich, J., Venhaus-Schreiber, B.). Unveröffentlichtes Manuskript.

Norman, G. R.; Schmidt, H. G. (1992): The psychological basis of Problem-based Learning: A review of the evidence. In: Academic Medicine, 67/92, S. 557–565.

Oelke, U.; Ruwe, G.; Scheller, I. (2000): Tabuthemen als Gegenstand szenischen Lernens in der Pflege. Theorie und Praxis eines neuen pflegedidaktischen Ansatzes. Huber, Bern.

Schmidt, H. G. (1990): Educational Aspects of Problem-Based Learning. Educational Development and Educational Research Department. University of Limburg, Maastricht. S. 1–15.

Schwarz-Govaers, R. (2006): Lernfeld- und problemorientiert prüfen – Prüfungen in einem lernfeld- und problemorientierten Curriculum. PrInterNet, 8(12)/06, S. 655–664.

Schwarz-Govaers, R. (2003): Problemorientiertes Lernen – neuer Wein in alten Schläuchen oder eher alter Wein in neuen Schläuchen? In: PrInterNet, 5(1)/03, S. 36–45.

Schwarz-Govaers, R. (2002): Problemorientiertes Lernen in der Pflegeausbildung.In: PrInterNet, 4(2)/02, S. 30–45.

Schwarz-Govaers, R. (2005): Subjektive Theorien als Basis von Wissen und Handeln. Huber, Bern.

Schweizerisches Rotes Kreuz (2002): Bestimmungen für die Ausbildung zur dipl. Pflegefachfrau/zum dipl. Pflegefachmann. SRK, Bern.

Shin, J. H.; Haynes, R. B.; Johnston, M. E. (1993): Effect of problem-based, self-directed undergraduate education on life-long learning. In: Can Med Assoc Journal, 148/93, S. 969–978.

Snellen-Balendong, H.; Dolmans, D. (1999): Problem-based Medical Education: Block construction. Department of Educational Development and Research, Maastricht.

Spirig, R.; Petry, H.; Kesselring, A.; de Geest, S. (2001): Visionen für die Zukunft – Die Pflege als Beruf im Gesundheitswesen der Deutschschweiz. Pflege, 14(3)/01, S. 141–151.

Uys, L. R.; van Rhyn, L. L.; Gwele, N. S.; McInerney, P.; Tanga, T. (2004): Problem-solving competency of nursing graduates. In: Journal of Advanced Nursing, 48(5)/04, S. 500–509.

Walter, A. (2006): Die lernfeldorientierte Curriculumentwicklung des Christlichen Verbandes für gesundheits- und sozialpflegerische Bildungsarbeit e.V. in Berlin. In: PrInterNet, 8(7–8)/06, S. 389–397.

Weber, A. (2000): Eine transferwirksame und praxisnahe Ausbildung mit Skillslab und Problem-based Learning. Stiftung Rotes Kreuz, Zürich-Fluntern.

8 Kompetenzbasierte Prüfungen im Rahmen eines POL-Curriculums[41]

Angela Boonen

Auch wenn sich die Philosophie des Lehrens und Lernens verändert, werden die Prüfungen oft traditionell durchgeführt, was bedeutet, dass überwiegend Wissen und Fertigkeiten abgeprüft werden. Dadurch kann der Erfolg von curricularen Innovationen unterlaufen werden, denn Prüfungen beeinflussen den Lernprozess und entscheiden darüber, welches Lernverhalten vorherrscht. *Ramsden* (1992) beschreibt die Relevanz von Prüfungen mit der Aussage »assessment drives the curriculum«. Anders ausgedrückt bedeutet dies, dass man mit adäquaten Prüfungen das Lernen in eine gezielte Richtung steuern kann. Dies setzt jedoch voraus, dass sich die Lehrenden der Auswirkung von Prüfungen auf den Lernprozess bewusst sind (*Biggs* 2003).

Aus der Perspektive der Lehrenden stehen die Prüfungen am Ende des Lehr-/Lernprozesses. Lehrende definieren die Lernziele, überlegen sich dann die Unterrichtsmethode und führen am Ende die Prüfung durch. In der Wahrnehmung der Lernenden aber steht die Prüfung am Anfang des Lernprozesses. Sie überlegen sich, was am Ende geprüft werden wird und lernen schwerpunktmäßig diese Inhalte. Wird überwiegend mit Multiple-Choice-Fragen (MC) geprüft, werden sich die Lernenden auf die Aneignung deklarativen Wissens konzentrieren und sich nicht oder weniger auf Lehr-/Lernformen einlassen, in denen es wie beim POL um den Erwerb umfassender beruflicher Handlungskompetenz geht. Ziel ist es daher, die Prüfungen genau auf die Lehr-/Lernformen abzustimmen. Eine solche Abstimmung von Lehr- und Prüfungsformen wird im Konzept des »constructive alignment« beschrieben. Der konstruktivistische Ansatz bezieht sich auf die Idee, dass Wissen selbst vom Lernenden organisiert werden muss und nicht vom Lehrer auf den Schüler übertragen werden kann. Lehren ist jedoch ein Katalysator für das Lernen. Mit »alignment« ist die Ausrichtung beziehungsweise die Orientierung des Lehrens gemeint. Nicht nur die Lernumgebung sollte so beschaffen sein, dass die angestrebten Ergebnisse (Lernziele, Kompetenzen) erreicht werden können, sondern auch die Prüfungen sind so zu konzipieren, dass sie eben diese Ziele überprüfen. Der Schlüssel zum Erfolg liegt damit in der Abstimmung der Lehrmethoden mit den Prüfungsformaten (*Biggs* 2003, *Schuwirth und van der Vleuten* 2004a).

Bei der Gestaltung eines abgestimmten Systems (constructive alignment) ist die Definition der Lernergebnisse, d. h. der angestrebten Kompetenzen, von großer Bedeu-

[41] Kurzfassung der Masterarbeit »Förderung und Beurteilung der Deutungskompetenz in der Weiterbildung Intensiv- und Anästhesiepflege« im Studiengang »Medical Education«, Bern, aus dem Jahr 2007.

tung. Hierbei sollte nicht nur auf den Inhalt, sondern auch auf die unterschiedlichen Niveaustufen des Kompetenzerwerbs, insbesondere auf die Integration höherer Stufen geachtet werden (*Biggs* 2003).

Im Rahmen dieses Kapitels werden einführend die Begriffe Kompetenz und Performanz definiert, um daraus die Konsequenzen für die Beurteilung von Kompetenzen abzuleiten. Des Weiteren werden allgemeine Qualitätskriterien wie beispielsweise die Validität und Reliabilität von Prüfungen und exemplarische Verfahren dargestellt. Im Anschluss daran werden die Schritte der Prüfungsentwicklung aufgezeigt. Neben dem Planungsinstrument (Blueprint) werden unterschiedliche Prüfungsformate aufgeführt und die Vor- und Nachteile unterschiedlicher Fragenformate (MC, Kurzantwort- und Essayfragen) erläutert. Für die schriftliche Überprüfung von Kompetenzen hat sich eine Kombination von Fragen mit einer Fallschilderung als sehr hilfreich erwiesen. Fallbasierte Prüfungen bieten die Möglichkeit, sowohl aktives Wissen auf höheren Taxonomiestufen als auch die Fähigkeit, relevantes Wissen situationsgerecht und zielorientiert umzusetzen, zu überprüfen. Die Entwicklung dieser Prüfungen wird daher näher beschrieben. Zudem erfolgt ein Einblick in verschiedene Verfahren zur Verteilung der Punkte und Ermittlung der Bestehensgrenze.

8.1 Die Bedeutung der Begriffe Kompetenz und Performanz für Prüfungen

In der Kompetenzentwicklung scheint der Schlüssel zur Zukunft zu liegen (*Erpenbeck und Rosenstiel* 2003). Kompetenz wird im allgemeinen Sprachgebrauch häufig mit der formalen Zuständigkeit von Personen oder Institutionen gleichgesetzt (*Klieme et al.* 2003). In der Pädagogik hat der Kompetenzbegriff besonders durch die Entwicklung von nationalen und europäischen Bildungsstandards (z. B. European Qualification Framework – EQF) zunehmend an Bedeutung gewonnen (*Kommission der Europäischen Gemeinschaften* 2005, *Klieme et al.* 2003). Auch in der Personalauswahl und -entwicklung spielt der Begriff mittlerweile eine zentrale Rolle. Der Kompetenzbegriff wird auf wissenschaftlicher Seite zum Teil kontrovers diskutiert und in der Praxis sehr vielfältig verwendet (*Klieme et al.* 2003). Was genau sind Kompetenzen, wie kann man sie erkennen, beschreiben und vor allem, wie kann man sie beurteilen?

Unter **Kompetenz** werden je nach Definition angeborene Persönlichkeitsmerkmale (z. B. Begabung, Intelligenz), fachbezogene Fertigkeiten, fächerübergreifende Schlüsselqualifikationen oder erworbenes und umfangreiches Wissen verstanden (*Klieme et al.* 2003). *Erpenbeck und Rosenstiel* (2003) berufen sich bei der Begriffsdefinition u. a. auf *White*, der Kompetenz aus der Perspektive der Motivationspsychologie als ein Ergebnis der Entwicklung grundlegender Fähigkeiten beschreibt. Diese Fähigkeiten sind weder vererbbar noch das Produkt von Reifungsprozessen, sondern werden selbstorganisiert entwickelt. Kompetenzen sind demnach innere, unbeobachtbare Voraussetzungen des selbstorganisierten Handelns (*Erpenbeck und Rosenstiel* 2003).

Sie sind subjektbezogen, denn sie beschreiben das, was eine Person (Berufsgruppe) zu einem bestimmten Zeitpunkt leistet, wo er oder sie eingesetzt werden und welche Aufgaben er oder sie übernehmen kann.

Im Rahmen einer Bildungsmaßnahme werden über den gesamten Verlauf hin unterschiedliche Entwicklungsstufen oder -phasen durchlaufen, bis die angestrebte Kompetenz erreicht ist (*Klieme et al.* 2003). Kompetenzen sind grundsätzlich mehrdimensional, da sie nicht nur kognitive und psychomotorische Aspekte enthalten, sondern auch motivationale, soziale und volitionale (Willens-)Aspekte umfassen (*Brand et al.* 2005 *Klieme et al.* 2003) Da Kompetenzen nicht direkt überprüft werden können, sollte bei der Formulierung von Kompetenzen darauf geachtet werden, dass das zu erwartende Verhalten – die **Performanz** – in überprüfbarer (sichtbarer) Weise ähnlich der Lernzielformulierung definiert wird (*Klieme et al.* 2003).

Eine eindeutige Klärung des Performanzbegriffes gestaltet sich ebenfalls schwierig. Wie beschrieben, sind Kompetenzen nicht sichtbar und somit auch nicht beurteilbar. Sichtbar wird nur, was ein Individuum von seinem Wissen und Können als Verhalten äußert und dies wird als aktuelle Performanz bezeichnet (*Reetz* 2005). Performanz kann somit als die Messgröße für Kompetenz angesehen werden. Daher ist bei der Definition von Kompetenzen auf eine performanzbezogene Erfassung und Formulierung zu achten (*Brand et al.* 2005).

Kompetenzen
- sind weder vererbbar noch das Produkt von Reifungsprozessen
- werden **selbstorganisiert entwickelt**
- sind innere, **unbeobachtbare** Voraussetzungen des selbstorganisierten Handelns
- und sind somit **nicht direkt überprüfbar!**

Sichtbar wird nur, was ein Individuum von seinem Wissen und Können als Verhalten äußert und dies wird als Performanz bezeichnet.

Performanz kann somit als Messgröße für Kompetenz angesehen werden.

Beispiel für Kompetenzen im Rahmen der Weiterbildung Intensiv- und Anästhesiepflege: Die Teilnehmer sind fähig, Wissenselemente aus verschiedenen Gebieten zu integrieren. Dies zeigt sich daran, dass sie Hypothesen zur Deutung eines in der Praxis aufgetretenen Problems bilden können und bereits erworbenes Wissen zur Situationsdeutung heranziehen (Deutungskompetenz). Basierend auf dieser Einschätzung können Maßnahmen zur Lösung des Problems aufgezeigt werden.

Die **Beurteilung von Performanz** kann z. B. in einer komplexen beruflichen Problemsituation geschehen, wenn die Lernenden alte und neue Informationen interpretieren und situations- und lösungsgerecht transformieren müssen (*Reetz* 2005). Basierend auf dieser Transformation und der aktuellen Performanz kann man auf die Kompetenz in diesem Bereich schließen (*Erpenbeck und Rosenstiel* 2003). Aber wissen wir wirklich, dass das, was wir sehen, der eigentlichen Kompetenz entspricht oder ob dies ggf. nur einen Bruchteil der vorhandenen Kompetenzen widerspiegelt? Zum Ausschluss der Zufälligkeit der beobachteten Performanz kann in Prüfungssituationen eine Begründung der vorgenommenen Handlung eingefordert werden.

Die Beurteilung von Performanz als Messgröße für Kompetenz kann in unterschiedlichen Prüfungsformaten geschehen. Die Gestaltung performanzbasierter Prüfungen kann sowohl als schriftliche als auch mündliche oder praktische Prüfung erfolgen. Ein wichtiger Aspekt für performanzbasierte Prüfungen ist es, Leistungen zu beurteilen, die im zukünftigen Arbeitsumfeld erforderlich sind. Vor diesem Hintergrund müssen viele der bisherigen Prüfungsverfahren überdacht werden. Meistens reicht das traditionelle Prüfungsrepertoire nicht aus, um einen adäquaten Rückschluss auf die vermutliche »Kompetenz« einer Person zu ziehen.

Im Rahmen des Problemorientierten Lernens können sowohl Fachkompetenz (z. B. problemlösendes Denken) als auch soziale, kommunikative (z. B. Argumentations- und Teamfähigkeit) und methodische Kompetenzen gefördert werden. Eben diese Fähigkeiten müssen folglich auch Gegenstand der Prüfungen sein.

8.2 Qualitätskriterien von Prüfungen

Die Qualitätskriterien einer Prüfung beziehen sich in erster Linie auf die Validität und die Reliabilität. Zudem sind die Auswirkungen auf den Lernprozess sowie die Kosten und die Akzeptanz der Prüfung zu beachten.

Die **Validität** von Prüfungen sagt etwas darüber aus, wie zuverlässig gemessen wird, was gemessen werden soll. Besonders wichtig für performanzbasierte Prüfungen ist die offensichtliche Validität (face-validity), die eine Aussage darüber zulässt, ob es sich beim Prüfungsinhalt um Kenntnisse handelt, die im zukünftigen Berufsalltag benötigt werden (*Petrusa* 2002). Die Inhalts-Validität (content-validity) gibt an, ob es sich um eine repräsentative Auswahl handelt und die wesentlichen Aspekte einer Thematik abgeprüft werden (*Bashook* 2005). Ein weiterer Aspekt der Validität bezieht sich darauf, wie gut das Instrument zur Vermittlung der Inhalte und zu den vorab definierten Kompetenzen/Lernzielen passt und ob es dem Schwierigkeitsgrad der Zielgruppe (Abschluss/Zwischenergebnis) entspricht (*Cushing* 2002).

Unterschiedliche Faktoren können auf die Validität einer Prüfung Einfluss nehmen. Zu nennen sind hier z. B. eine unklare Zielsetzung, eine nicht ausreichende Prüfungszeit oder schlecht konstruierte Fragen. Auch ein Missverhältnis von leicht zu überprüfenden Aspekten im Verhältnis zu schwierig zu überprüfenden Aspekten kann die Validität negativ beeinflussen. Da sich die Validität auf mehrere Aspekte bezieht, kann hier kein nummerischer Wert angegeben, sondern lediglich eine allgemeine Einschätzung hinsichtlich einer hohen, angemessenen oder niedrigen Validität getroffen werden (*Linn und Gronlund* 2000).

Die **Reliabilität** macht eine Aussage über die Stabilität und die Konsistenz einer Prüfung (*Cushing* 2002). Zudem sagt sie etwas über die Messzuverlässigkeit, also die Reproduzierbarkeit der Ergebnisse einer Prüfung aus (*van der Vleuten und Schuwirth* 2005). Die Reliabilität einer Prüfung ist ebenfalls abhängig von unterschiedlichen Aspekten. Bezogen auf schriftliche Prüfungen ist sie einerseits abhängig von der Formulierung der Fragen. Diese sollten grundsätzlich einfach und klar formuliert sein und keine ungewollten Lösungshinweise geben. Außerdem wird die Reliabilität durch das Antwortformat beeinflusst, denn eine MC-Frage hat aufgrund des eindeutigeren Lösungsschlüssels immer eine höhere Reliabilität als eine frei zu beantwortende Frage. Bei der Berechnung der Reliabilität werden Mittelwerte für die gesamte Prüfung ermittelt, die noch in Relation zu den einzelnen Aufgaben gesetzt werden müssen. Die Reliabilität wird innerhalb der Spanne von 0 (keine Reliabilität) bis 1 (perfekte Reliabilität) angegeben. International gilt heute, dass die Messzuverlässigkeit von summativen Prüfungen bei mindestens 0,8 liegen sollte (*van der Vleuten und Schuwirth* 2005). Diese Aussagen beziehen sich jedoch meistens auf MC-Fragen-basierte Prüfungen.

Ein weiterer Aspekt der Reliabilität bezieht sich auf die Reproduzierbarkeit der Ergebnisse, die auf unterschiedliche Weise überprüft werden kann. Die Test-retest-Methode sieht vor, dass eine Prüfung zu zwei unterschiedlichen Zeitpunkten von einer Gruppe absolviert wird. Es wird ein Reliabilitätskoeffizient errechnet, um die Korrelation der beiden Ergebnisse darzustellen (*Fraenkel und Wallen* 2003, *Linn und Gronlund* 2000). Da diese Methode für die Teilnehmer kaum zumutbar ist, kann alternativ die Intra-Rater- und die Inter-Rater-Reliabilität ermittelt werden. Hierbei wird die Bewertung der Prüfung entweder zweizeitig von einem Prüfer (Intra-Rater-Reliabilität) oder von mindestens zwei unterschiedlichen Korrekteuren vorgenommen (Inter-Rater-Reliabilität). In beiden Fällen wird der Reliabilitätskoeffizient berechnet (*Linn und Gronlund* 2000, *Petrusa* 2002).

8.3 Prüfungsformate

Für die Auswahl des Prüfungsformates ist es wichtig, welcher Inhalt bzw. welche Kompetenzen abgeprüft werden sollen und wie die Prüfung in die gesamte Prüfungsstruktur eingebettet ist. Die Auswahl der Prüfungsformate sollte sich unter Berücksichtigung der vorhandenen Ressourcen, an den formulierten Kompetenzen und den angewandten Lehr-/Lernformen orientieren (*Schulze und Drolshagen* 2006). Jedes Prüfungsformat hat Vor- und Nachteile in Bezug auf Reliabilität, Validität, Auswirkungen auf den Lernprozess, Kosten und Akzeptanz.

Die Unterscheidung von Prüfungen kann entweder anhand der Durchführung in schriftliche, mündliche und praktische Prüfungen oder anhand der Zielsetzung in formative und summative Prüfungen erfolgen.

Über **formative Prüfungen** erhalten die Lernenden eine kontinuierliche Rückmeldung zu ihrem Lernstand, indem ihnen individuelle Stärken und Entwicklungspotenziale mitgeteilt werden. Sie können dieses Feedback nutzen, um sich individuell weiterzuentwickeln (*Cushing* 2002, *Rushton* 2005).

In der Weiterbildung Intensiv- und Anästhesiepflege am Universitätsklinikum Hamburg-Eppendorf erhalten die Teilnehmer über formative Prüfungen Rückmeldungen zu unterschiedlichen über POL angebahnte Entwicklungsschritte. Die Mitarbeit in den POL-Sitzungen wird anhand eines Rückmeldebogens beurteilt. Die Rückmeldung wird vom Tutor für jeden Teilnehmer schriftlich erstellt, erfolgt nach jedem abgeschlossenen Fall (drei Sitzungen, insgesamt zehn Unterrichtsstunden) und bezieht sich auf die durch POL geförderten Kompetenzen:

- Verhalten in der Gruppe/Kommunikation (soziale und kommunikative Kompetenz)
- Literaturrecherche/Präsentation der Ergebnisse (methodische Kompetenz)
- Moderation und Erstellung des Protokolls (soziale, kommunikative und methodische Kompetenz).

Die Rückmeldungen können von den Teilnehmern genutzt werden, um alternative Verhaltensweisen auszuprobieren, z.B. aktivere Teilnahme an der Sitzung oder freies Vortragen der Rechercheergebnisse (*Boonen und Darmann* 2006).

Des Weiteren wurde ein fallbasiertes »Expertengespräch« entwickelt, das unter anderem einen Einblick in die Fähigkeit zulässt, eine gemeinsame Entscheidung im Team zu finden. Diese Prüfung findet als Gruppenprüfung am Ende einiger Module statt. Zu Beginn des Gesprächs erhalten die Teilnehmer eine Fallschilderung, die eine typische Problemsituation aus der im Rahmen der vorangegangenen Module behandelten Themen enthält und einige Leitfragen:

Fallschilderung

Herr Turgut ist 43 Jahre alt und liegt auf der chirurgischen Intensivstation. Er musste sich einer Hämorrhoiden-Operation unterziehen, bei der es »Beatmungsprobleme« gegeben hat. Daher wurde er nach dem Eingriff auf die Intensivstation verlegt. Nähere Informationen dazu gibt es nicht. Da der Patient kein Deutsch spricht, ist die Anamnese lückenhaft.

Der Patient liegt bei Übergabe intubiert und beatmet, mit Sufentanil und Propofol sediert in Zimmer 2. Die Maßgabe während der Visite war: Patient soll wach werden und extubiert werden.

▶▶

Während Ihrer Frühstückspause hören Sie Alarme aus Ihrem Zimmer. Beim Betreten des Zimmers sehen Sie einen unruhigen Patienten mit hochrotem Kopf, der am Tubus zerrt. Die pulsoximetrische Sättigung beträgt 88 %, der Blutdruck 222/132 mmHg, vereinzelte Extrasystolen auf dem Monitor sind zu sehen. Der Beatmungsdruck ist erhöht: Peak Pressure 39 mbar, P plateau 32 mbar. Die letzte venöse BGA, die auf der Kurve liegt, sah folgendermaßen aus:
ph 7,36
pCO2 42,2
pO2 42
HCO3 25,1 mmol/l
BE –0,3

Beurteilen Sie die vorliegende Situation: Welche Diagnosen könnten zugrunde liegen? Welche pflegerischen und medizinischen Maßnahmen erscheinen Ihnen sinnvoll? Mit welchen Komplikationen müssen Sie rechnen?

Welche Kontraindikationen für die von Ihnen ausgewählten Maßnahmen kennen Sie?

Basierend auf ihren erworbenen Kenntnissen erfolgt eine Bearbeitung dieser Problemsituation in der Gruppe (Team). Die Beobachtung der Prüfer bezieht sich auf die Performanz der sozialen und kommunikativen Kompetenz und der multiperspektivischen Wissensanwendung. Folgende Fragen dienen der Strukturierung der Rückmeldung:
- Konnten sich alle in die Diskussion einbringen?
- Wurden die gültigen Kommunikationsregeln beachtet?
- Erfolgte ein Transfer der vermittelten Inhalte auf die dargestellte Problemsituation?
- Wurde eine gemeinsame Entscheidung über das weitere Vorgehen getroffen? (Argumentation und Entscheidungsfindung im interdisziplinären Team)

In der anschließenden Analyse des Gesprächs bewerten zuerst die Teilnehmer den Ablauf und dann werden gemeinsam positive und verbesserungswürdige Aspekte erarbeitet. Die Prüfer setzen sich interprofessionell aus den Schwerpunktbereichen Pflege und Medizin zusammen (*Boonen und Darmann* 2006).

Eine weitere formative Prüfung besteht in individuellen Gesprächen im Sinne eines Lehr-/Lernvertrages. Die Teilnehmer erhalten in festgelegten Zeitabständen (am Modulende) Rückmeldungen zur bisherigen Entwicklung und es erfolgen Vereinbarungen zu Lernzielen, -inhalten und Unterstützungsformen. Diese Absprachen dienen der gemeinsamen Festlegung von Entwicklungsmöglichkeiten und der Unterstützung des selbst organisierten Lernens (*Boonen und Darmann* 2006). Formative Prüfungen stellen eine gute Möglichkeit dar, die Kompetenzentwicklung zu fördern, da die Lernenden eine Rückmeldung darüber erhalten, welche Performanz von anderen wahrgenommen wird (*Sadler* 1989).

Aufgrund der gesetzlichen Bestimmungen sind Bildungsträger aber verpflichtet, in einer Bildungsmaßnahme auch Prüfungen durchzuführen, die benotet werden und auf deren Grundlage entschieden werden kann, welche Teilnehmer bestanden haben und welche nicht, d.h. es sind auch summative Prüfungen notwendig (*Cushing* 2002). Summativ bedeutet das Summieren von allen vorhandenen Informationen bezogen auf einen bestimmten Abschnitt und einer definierten Bestehensgrenze (*Sax* 1989).

Summative Prüfungen können ebenfalls praktisch, mündlich oder schriftlich erfolgen. Praktische Prüfungen können beispielsweise mit Simulationspatienten oder realen Patienten gestaltet werden. Aufgrund der Nähe zur beruflichen Praxis kommt die praktische Prüfung dem performanzbasierten Ansatz am nächsten (*Bashook* 2005, *Smith et al.* 2003). Die Schwierigkeit liegt in der geringen Vergleichbarkeit der einzelnen Prüfungen, der Problematik der Bewertung und dem meist hohen Zeitaufwand.

Wiederum bezogen auf die durch POL erwerbbaren Kompetenzen, kann zum Beispiel in einer mündlichen Prüfung ein Gespräch über einen wissenschaftlichen Text stattfinden. Die Teilnehmer können zeigen, ob sie eine kritische Bewertung vornehmen und Rückschlüsse für ihre Arbeit ableiten können. Schriftliche Prüfungen können in Form einer Klausur oder einer Hausarbeit stattfinden.

8.4 Prüfungsplanung für das gesamte Bildungsangebot

Ein Blueprint (engl.: Blaupause) ist ein Instrument zur systematischen Prozessdarstellung, das eine detaillierte und transparente Darstellung der zu erbringenden Leistungen ermöglicht. Dieses Planungsinstrument dient dazu, die verschiedenen Ebenen eines Prozesses zu beschreiben. Bezogen auf die Prüfungen kann z.B. mit einem übergeordneten Blueprint ein Überblick über alle Leistungskontrollen einer Bildungsmaßnahme erfolgen (*Krebs* 2004). Zudem wird sichtbar, ob die Prüfungsmethoden genügend variieren. Vielfältige Kompetenzen können nur durch unterschiedliche Prüfungsformate erfasst werden und somit stellt ein Methodenmix ein wichtiges Qualitätskriterium dar (*Schuwirth und van der Vleuten* 2004b, *Cushing* 2002).

Der folgende, übergeordnete Blueprint bildet exemplarisch die in der Fachweiterbildung Intensiv- und Anästhesiepflege am Universitätsklinikum Hamburg-Eppendorf vorgesehenen Leistungskontrollen ab. Dabei sind alle formativen Prüfungen schwarz und alle summativen Prüfungen grau markiert:

Tabelle 3: Blueprint über alle Prüfungen der Weiterbildung

Prüfungsformat	Module									
	1	2	3	4	5	6	7	8	9	10
Rückmeldung zur Mitarbeit bei POL	x	x	x	x	x	x	x	x	x	
Rückmeldung zu Klinischen Unterrichten	x	x	x	x	x	x	x	x	x	x
Rückmeldung zu erstellten Pflegeplanungen	x	x	x		x	x		x	x	
Rückmeldung zum Expertengespräch		x	x							
Modulabschlussgespräch	x	x	x	x	x	x	x	x	x	x
Mündliche Vorstellung eines Patienten	x									
Geräteprüfung (Beatmungs-/Narkosegeräte)		x								
Erstellung einer Hausarbeit				x						x
Präsentation einer Hausarbeit				x						x
Klausuren			x		x	x				
Praktische Prüfung Anästhesie										x
Praktische Prüfung Intensiv										x
Fragen zum wissenschaftlichen Text								x		x
Mündliche Prüfung										x
Pflegeplanung							x			

Des Weiteren kann ein Blueprint für ein spezielles Modul verdeutlichen, ob sich die angestrebten Kompetenzen im Sinne des »constructive alignment« neben den Unterrichtsformen auch in den Prüfungsformaten widerspiegeln (*Biggs* 2003).

Die Auswahl und Gewichtung der zu prüfenden Kompetenzen und Fragetypen wird als »Sampling« bezeichnet. Vorab werden die zu erreichenden Kompetenzen formuliert. Im nächsten Schritt erfolgt die Auswahl der zu beurteilenden Kompetenzen und die Entscheidung darüber, welches Prüfungsformat geeignet ist. Da die Kompetenzentwicklung über einen längeren Zeitraum erfolgt, ist es wichtig zu unterscheiden, ob es sich um einen Ausbildungsabschluss oder um eine Ausbildungsabschnittsprüfung handelt.

8.5 Fallbasierte schriftliche Prüfungen

Die Arbeit mit Fällen, die Problemsituationen des Berufsalltages widerspiegeln, nehmen sowohl in der Vermittlung von Wissen als auch bei der Überprüfung von Wissen und Kompetenzen einen immer größeren Stellenwert ein (*Reetz* 2005). Die

Schritte des Denkens, die bei der Lösung einer fallbasierten Frage erforderlich sind, sind vergleichbar mit den so genannten »illness skripts«, die von Experten zur Lösung von klinischen Problemen angewendet werden (*Schuwirth et al.* 2001). Die Entwicklung von Expertise wird als Prozess verstanden, in dem isoliertes Wissen stufenweise in sinnvolle Netzwerke eingebettet wird und sich zunehmend zu »illness scripts« weiterentwickelt.

Werden Prüfungsfragen auf konkrete Fälle bezogen, können anwendungsbezogenes Wissen, Problemlösungskompetenz und Deutungskompetenz erfasst werden (*Schuwirth und van der Vleuten* 2004b).

Für die Entwicklung der Fallbeispiele hat es sich als günstig erwiesen, bei der Erstellung (Pflege-)Praktiker mit einzubeziehen, denn die Situationsbeschreibung sollte möglichst realistisch und authentisch sein. Die Kriterien der Prüfungsfälle entsprechen denen der POL-Fälle. Demnach sollte der Fall offene, ungelöste oder nicht befriedigend gelöste Problemsituationen beinhalten und die Probleme sollten aus wechselnden Perspektiven betrachtet werden können bzw. alternative Deutungen/Hypothesen ermöglichen (*Darmann* 2004). Bei Prüfungsfällen sollte zudem darauf geachtet werden, dass die Überprüfung der Hypothesen anhand von Merkmalen/Kriterien erfolgen kann, die im Fall enthalten sind. Soll eine Entscheidung für eine bestimmte Lösung getroffen werden, so müssen klare Entscheidungskriterien vorliegen. Dies gilt auch bei notwendigen Alternativentscheidungen. Grundsätzlich ist zu unterscheiden, ob die Lösung bzw. das Ergebnis nur angegeben oder ob sie auch begründet werden müssen. Generell sollte der Fall möglichst kurz und prägnant sein (*Reetz* 2005, *Boonen und Darmann* 2006).

Im Folgenden nun ein exemplarisches Beispiel eines Prüfungsfalles für die Modulabschlussprüfung »Pflegesituationen mit herz-kreislauf-beeinträchtigten Patienten«:

Herr Lemke, 32 Jahre alt, liegt aufgrund einer Kardiomyopathie seit 8 Wochen auf der kardiologischen Intensivstation. Seine Herz-Kreislauffunktion wird seit 6 Wochen von einer Intra-Aortalen-Ballon-Pumpe (IABP) 1:1 unterstützt.

Sie haben Frühdienst und betreuen das Zimmer von Herrn Lemke und Herrn Campo. Herr Lemke putzt sich gerade die Zähne und Sie sind mit der Messung des zentralen Venendrucks (ZVD) bei Herrn Campo beschäftigt, als der Monitor alarmiert und Sie folgendes Bild dort sehen.

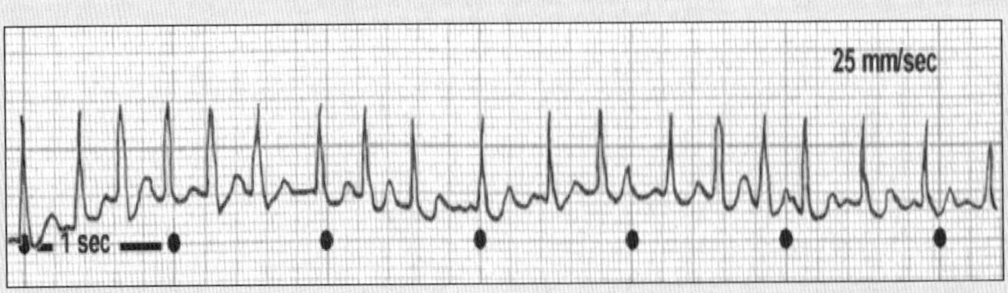

Beim Blick auf die Infusionen registrieren Sie, dass die von Ihnen angehängten 250 ml Ringer, die über acht Stunden laufen sollten, bereits durchgelaufen sind. Gleichzeitig stellen Sie fest, dass Herr Lemke ganz blass ist und kleine Schweißtropfen auf der Stirn hat.

Diese Schilderung stellt eine authentische Situation dar, auf deren Basis nun Fragen zum funktionalen Wissen und zur Deutungskompetenz gestellt werden können.

8.5.1 Komplexitätsgrade kognitiver Lern- und Prüfungsziele

In einer schriftlichen Prüfung in Form einer Klausur sollten basierend auf der dreistufigen Taxonomie kognitiver Lern- und Prüfungsziele nach *Bloom* unterschiedliche Komplexitätsgrade abgeprüft werden. Die Taxonomie von *Benjamin S. Bloom* wurde in den 1950er- und 1960er-Jahren in den USA entwickelt (*Bloom* 1976). Es werden sechs Stufen unterschieden, die sich auf die Bereiche Wissen (1), Verstehen (2), Anwenden (3), Analyse (4), Synthese (5) und Evaluation (6) beziehen. Die Unterscheidung der Kategorien Analyse und Synthese zeigte sich in der Anwendung als wenig hilfreich und so etablierte sich in der medizinischen Ausbildung eine dreistufige Taxonomie (*McGuire* 1963, *Guilbert* 1998).

Tabelle 4: Dreistufige Taxonomie kognitiver Lern- und Prüfungsziele (*McGuire* 1963, *Irby* und *Morgan* 1974, *Guilbert* 1998)

Welche geistigen Leistungen sind auf den drei Stufen gefordert?		Typische, beobachtbare Leistungen
Kennen Abrufen von Wissen	Im Gedächtnis gespeicherte Informationen abrufen (Begriffe, isolierte Fakten, Mittel und Wege, Konventionen, Abfolgen, Klassifikationen, Kriterien, Methoden, Prinzipien, Theorien, ...).	Wiedergeben, nennen, aufzählen, bezeichnen, ausführen (gelernte und geübte Standardprozeduren).
Verstehen (einfache Interpretation)	Informationen verknüpfen, Informationen transformieren (z. B. Bild, Grafik – Sprache) Zusammenhänge erfassen, Schlussfolgerungen ziehen.	Beschreiben, darstellen, erläutern, erklären, übersetzen, zusammenfassen, identifizieren, ergänzen, deuten, interpretieren, schlussfolgern.
Anwenden und beurteilen (Problemlösung und Beurteilung)	Erworbenes Wissen auf eine neue Situation übertragen abstrahieren, transferieren, generalisieren. Erworbenes Wissen beim Lösen von Problemen anwenden Informationen (Gegebenheiten, Ergebnisse) beurteilen, bewerten, gewichten, Folgen abschätzen.	Ausführen (ungeübte Prozeduren) analysieren, ermitteln, vorschlagen, entwerfen, entwickeln, formulieren, begründen, vergleichen, beurteilen, unterscheiden.

Bei der Konzeption von Klausuren sind Fragen zum »Kennen« und »Verstehen« ebenso zu berücksichtigen, wie Aufgaben, die sich mit der Anwendung und Beurteilung von Wissen auseinandersetzen. Angestrebt wird grundsätzlich eine ausgewogene Mischung. Für die Validität einer Prüfung ist entscheidend, wie viele Aufgaben die ersten beiden Stufen übersteigen (*Krebs* 2004).

8.5.2 Fragenformate

Die bekannteste Unterscheidung von Prüfungsfragen bezieht sich auf das Antwortformat und man unterscheidet Multiple-Choice-Fragen und frei zu beantwortende Fragen. Eine weitere Unterscheidung bezieht sich auf den Stimulus des Fragenformates. Der Stimulus gibt an, was der Prüfling antworten soll und dies bezieht sich auf den Inhalt der Frage. Unterschieden werden kontextbezogene und kontextunabhängige Fragen. Mithilfe kontextbezogener Fragen kann eher anwendungsbezogenes Wissen abgeprüft werden (*Schuwirth und van der Vleuten* 2004b). Hierfür müssen die Fragen in eine konkrete Situation (Fall) eingebettet werden. Dabei soll gewährleistet sein, dass sich die Fragen nur anhand der im Fall gegebenen Informationen lösen lassen. Grundsätzlich sollte immer getestet werden, ob die Lernenden die Fragen nicht auch ohne ein tieferes Verständnis der Informationen aus der Fallbeschreibung lösen könnten (Pseudofallaufgaben). Die Wahl des Fragenformates (Multiple Choice oder frei zu beantwortende Fragen) ist abhängig von der angestrebten Taxonomiestufe.

8.5.2.1 Multiple-Choice-Fragen

Bei Multiple-Choice-Fragen (MC-Fragen) muss der Prüfling die richtigen Antworten aus einer Liste von vorgegebenen Antwortmöglichkeiten auswählen. Dieses Fragenformat ist besonders gut geeignet, um Wissen der Stufe 1 der dreistufigen Taxonomie kognitiver Lern- und Prüfungsziele nach *Bloom* zu beurteilen.

MC-Fragen haben aufgrund der schnellen und reproduzierbaren Auswertbarkeit eine hohe Objektivität. Zudem ist die Reliabilität sehr hoch, da viele Fragen aus einem Stoffgebiet gestellt werden können (*Schulze und Drolshagen* 2006, *Tarrant et al.* 2006). Voraussetzung für die Entwicklung von guten MC-Fragen ist eine klare Definition der zu erreichenden Kompetenzen bzw. der Lernziele. Neben der Formulierung einer Frage ist es wichtig, gute Distraktoren zu formulieren. Distraktoren sind Alternativen, die neben der richtigen Antwort zur Verfügung stehen. Bei Distraktoren muss es sich um eindeutig richtige bzw. falsche Antworten handeln. Schon für die Überprüfung von reinem Faktenwissen ist es problematisch, gute Distraktoren zu entwickeln. Noch problematischer wird dies bei der Überprüfung von Zusammenhangswissen. Anhand von ungewollten Lösungshinweisen, sogenannten cues, kann die richtige Antwort durch Raten herausgefunden werden (*Schulze und Drolshagen* 2006, *Schuwirth und van der Vleuten* 2004b). Gerade in der Pflege ist es häufig schwierig, eine klare Trennung zwischen richtig und falsch zu definieren.

Dies ist unter anderem auch darauf zurückzuführen, dass es noch relativ wenig evidenzbasiertes Pflegewissen gibt und zum Teil auch in den Lehrbüchern unterschiedliche Meinungen vertreten werden. Diese Problematik tritt ebenfalls in der Medizin auf, wenn es sich um Fragen zum klinischen Studienabschnitt handelt. Auch hier liegen unterschiedliche Lehrmeinungen vor (*Schulze und Drolshagen* 2006).

Ein weiterer Nachteil von MC-Fragen liegt darin, dass die Antwort nicht selbst hervorgebracht werden muss, sondern auch passiv durch ein Wiedererkennen aus vorgegebenen Möglichkeiten erfolgen kann. Daher kann aus Prüfungen, die auf MC-Fragen basieren, nicht automatisch abgelesen werden, dass die Lernenden das abgefragte Wissen auch anwenden können. Werden Prüfungen überwiegend anhand von MC-Fragen erstellt, fällt auf, dass z. B. in mündlichen Prüfungen Schwierigkeiten bestehen, selbst bei einfachen Fragen die richtige Antwort zu nennen, also das Wissen aktiv hervorzubringen (*Schulze et al.* 2005).

Wie anfangs erläutert, wird das Lernverhalten durch die Art der Prüfungen stimuliert (*Biggs* 2003). Liegt die Anforderung bei Prüfungen darin, in kurzer Zeit möglichst viele MC-Fragen zu beantworten, werden sich die Lernenden auch genau darauf vorbereiten. Dies führt dazu, dass vielfach anhand von alten Prüfungsfragen gelernt wird. Es geht nicht mehr so sehr um das tiefe Verständnis von Inhalten, sondern um den Wiedererkennungswert von richtigen Antwortmöglichkeiten. Verfolgt man mit einer Bildungsmaßnahme das Ziel, dass wichtige Sachverhalte beherrscht werden, bedeutet dies, dass Wissen auch aktiv wiedergegeben werden muss bzw. dass Sachverhalte interpretiert werden können. Der Aufwand für die Erstellung guter Fragen wird häufig unterschätzt und steigt mit zunehmender Formulierungssensitivität noch an (*Schulze und Drolshagen* 2006).

In der Praxis hat es sich als sinnvoll herausgestellt, bei der Erstellung von Fragen mehrere Personen in den Prozess einzubeziehen. Am UKE werden eingereichte Fragen verschiedenen Dozenten zugesandt, die diese dann kritisch begutachten. Wenn möglich, sollten zudem neue Fragen vorab getestet werden, denn häufig erkennt man erst bei der direkten Anwendung, dass entweder die Fragen oder die Antwortmöglichkeiten Probleme bereiten können (*Schulze und Drolshagen* 2006). Aus diesem Grund sollte im Anschluss an eine durchgeführte Klausur untersucht werden, wie die Teilnehmer mit den Fragen zurecht gekommen sind. Zudem wird häufig unterschätzt, dass auch Dozenten lernen müssen, worauf es bei der Formulierung von Fragen ankommt. Dies ist besonders wichtig, wenn durch Fragen mehr anwendungsorientiertes Wissen abgeprüft werden soll. Eine Autorenschulung kann auch den Reviewprozess erleichtern und beschleunigen, da von ähnlichen Voraussetzungen ausgegangen werden kann, denn auch prüfen will gelernt sein (*Rothoff und Soboll* 2006, *Tarrant et al.* 2006).

8.5.2.2 Kurzantwort- und Essayfragen

Frei zu beantwortende Fragen, wie die Kurzantwort- und Essayfragen, prüfen aktives Wissen ab, da die richtige Antwort nicht nur ausgewählt, sondern aktiv niedergeschrieben werden muss. Der Unterschied der beiden Fragenformate liegt nicht so sehr in der Länge der Antworten, sondern in der Zielsetzung der Fragen.

Kurzantwortfragen (KAF) erfordern das Niederschreiben der richtigen Antwort in freier Form. Diese beziehen sich meist auf das Wissen der Stufe 1 der modifizierten Bloom'schen Taxonomie kognitiver Lern- und Prüfungsziele. Bei der Formulierung sollte beachtet werden, dass die Frage eine möglichst eindeutige Antwort hervorruft und dass die maximal erreichbare Punktzahl angegeben wird.

Hier nun ein Beispiel für eine Kurzantwortfrage in Verbindung zu dem oben genannten Fallbeispiel:

Wie lautet die Diagnose für das angezeigte EKG? (max. 1 Pkt.)
Antwortschema: Es handelt sich um eine absolute (Tachy-)Arrhythmie.

Bei Essayfragen handelt es sich um frei zu beantwortende Fragen, die mit einem längeren Text beantwortet werden. Diese Fragen sind besonders geeignet zur Überprüfung von aktivem Wissen und bieten sich daher an, Wissen auf höheren Taxonomiestufen zu testen. Anhand der Beantwortung dieser Fragen zeigen die Lernenden, ob sie Zusammenhänge darlegen, Hypothesen aufstellen, Lösungen entwickeln oder Begründungen für oder gegen Entscheidungen finden können (*Schulze und Drolshagen* 2006). Für diesen Prozess ist es erforderlich, dass sie über eine gute Wissensbasis verfügen und die Fähigkeit besitzen, mit dem relevanten Wissen situationsgerecht und zielorientiert umzugehen (*Reetz* 2005, *Schuwirth und van der Vleuten* 2004b). Zudem ist die Orientierung an einer Problemlösungsstrategie wichtig und somit bieten sich Essayfragen an, die Problemlösungs- und Deutungskompetenz zu überprüfen, die im Rahmen des POL gefördert wird (*Reetz* 2005). Die Denkschritte, die bei der Lösung solcher Aufgaben erforderlich sind, ähneln den Denkabläufen bei den sogenannten »illness scripts« (*Schuwirth* u.a. 2001).

In Verbindung mit einem Fallbeispiel dienen beide Formate (Kurzantwort- und Essayfragen) zur Überprüfung von Anwendungswissen. Durch diese Kombination und durch die aktive Reproduktion von Wissen, kommen diese Fragen der klinischen Realität deutlich näher als MC-Fragen (*Schulze und Drolshagen* 2006).

Aufgrund der längeren Bearbeitungszeit reduziert sich die Anzahl der Prüfungsfragen, was sich negativ auf die Reliabilität der Prüfung auswirkt. Problematisch ist besonderes die Auswertung der Essayfragen. Die Objektivität und Reliabilität kann durch mehrere Korrekteure (Rater) erhöht werden. Die Auswertung dieser Fragen ist jedoch deutlich aufwändiger und weniger objektiv im Vergleich zu MC-Fragen und dies reduziert die Reliabilität der Prüfung (*Schulze und Drolshagen* 2006).

Wie bei den MC-Fragen ist es auch bei den Essayfragen wichtig, unmissverständliche Fragen zu formulieren und einen eindeutigen Lösungsschlüssel aufzustellen. Der höhere Auswertungsaufwand ergibt sich besonders durch die Möglichkeit von Schreibvarianten oder mehreren richtigen Lösungen. Um die richtigen Antworten beurteilen zu können, ist es hilfreich, alternative Nennungen und 0-Punkte-Aussagen mit aufzuführen. Grundsätzlich sollten sowohl die Fragen als auch die Antworten vorab mit Kollegen diskutiert werden. Die Korrekturproblematik führt zu einer deutlichen Verringerung der Objektivität und der Reliabilität (Inter-Rater-Reliabilität) dieses Fragentyps.

Trotz der geschilderten Nachteile sollten Essayfragen aufgrund ihrer Validität für performanzbasierte Prüfungen in erster Linie verwendet werden.

Beispiel für eine Essayfrage mit Antwortschema bezogen auf das oben genannte Fallbeispiel:

Nennen Sie die wahrscheinlichste Hypothese für die akute Situation von Herrn Lemke und begründen Sie Ihre Entscheidung! (max. 2 Pkt.)

Antwortschema: 1 Pkt. für richtige Hypothese, 1 Pkt. für Begründung

Mögliche Hypothesen	Mögliche Begründungen
Kardiogener Schock	Durch die körperliche Belastung (Zähne putzen), erhöhter Herzschlag, Schlagvolumen geht runter, Zeichen des kardiogenen Schocks.
Massenblutung	IABP perforiert Gefäß durch Positionsveränderung (Beine angewinkelt).
Verschlechterung der Situation des Patienten durch Fehleinstellung am Gerät oder durch falsche EKG Ableitung.	EKG Elektrode könnte beim Zähne putzen abgegangen sein, Triggerung entfällt.
Schock (kardiogen) Überwässerung.	Zu viel Volumen in zu kurzer Zeit (250 ml Ringer).
wenig Auswurfleistung des Herzens (Absolute Arrhythmie).	Hämodynamisch ungünstig wegen mangelnder Koordination zwischen Vorhof und Kammer.

8.5.3 Leistungsbeurteilung

Die Verteilung der Punkte sollte gleichmäßig erfolgen. Dies bedeutet, dass grundsätzlich für eine Nennung ein Punkt gegeben wird, unabhängig davon, ob es sich um eine Frage auf der Ebene des Wissens und Verstehens handelt oder um eine Analyse/Synthese-Leistung. Fachwissen stellt die Basis für viele Problemlösungsprozesse dar. Eine Gewichtung erfolgt durch die Anzahl der Wissens-/Verstehensfragen im Verhältnis zu den komplexeren Fragen. Ein ausgewogenes Verhältnis sollte dabei angestrebt werden.

Bei MC-Fragen wird in der Regel für jede richtige Antwort ein Punkt vergeben. Sind mehrere Antworten auszuwählen, so kann je nach Schwierigkeitsgrad die Anzahl der richtigen Antworten angegeben werden oder nicht. Die Bepunktung kann auch gestaffelt erfolgen. So können für keine bis eine richtige Antwort 0 Punkte, für zwei richtige Antworten 0,5 Punkte und für drei richtige Antworten 1 Punkt vergeben werden. Würde jede richtige Antwort mit einem Punkt bewertet, so könnten die Lernenden anhand der Punktzahl die Anzahl der auszuwählenden Antworten ableiten. Wichtig ist, dass auch der Umgang mit der Beantwortung erlernt werden muss. Dies bedeutet, dass den Prüflingen unterschiedliche Frageformate vorgestellt und sie die Beantwortung der unterschiedlichen Formate üben sollten, denn auch »geprüft werden« will gelernt sein (*Krebs* 2004).

Neben der Vergabe der Punkte zu den einzelnen Fragen muss für eine summative Prüfung eine Bestehensgrenze ermittelt werden. Ein häufig verwendetes Verfahren ist die Festlegung eines Cut-off-Punktes. Dieser variiert von z.B. 50 % im Hamburger Notenschlüssel (*Justizbehörde der Freien und Hansestadt Hamburg* 2000) bis hin zu willkürlich festgelegten Bestehensgrenzen von 60 bis 80 %. Die Frage ist aber, auf welcher Basis diese Cut-off-Punkte bestimmt werden. So ist die Bestehensgrenze des Hamburger Notenschlüssels vollkommen losgelöst vom Inhalt. Um diese Entkopplung zu vermeiden, kann die Bestimmung der Bestehensgrenze anhand des sogenannten Standardsettings erfolgen. Dabei wird klar definiert, welche Inhalte Kandidaten mit geringer Kompetenz bzw. ausreichender Kompetenz beherrschen müssen (*Friedman Ben-David* 2000).

Grundsätzlich werden zwei Konzepte unterschieden, Norm-Referenz und Kriterium-Referenz. So wird bei einem Norm-Referenz-Standard die Performanz einer allgemein anerkannten und repräsentativen externen großen Gruppe (Norm-Gruppe) erhoben und entsprechend dieser Norm der Cut-off-Punkt festgelegt. Der Kriterium-Referenz-Standard basiert auf einem feststehenden Kriterium, welches in periodischen Abständen anhand der individuellen Ergebnisse angepasst werden muss (*Friedman Ben-David* 2000). Die Bestehensgrenze kann durch unterschiedliche Verfahren ermittelt werden. In der Angoff-Methode definieren Experten die Grenzbereichsgruppe (Borderline Group), indem sie das minimal erforderliche Wissen zu den jeweiligen Fragen festlegen. Sie definieren somit, was die schwächsten Kandidaten, die gerade noch bestehen, zu den einzelnen Fragen notwendigerweise beherrschen müssen. Übertragen auf eine 3-Punkte-Frage könnte dies z. B. bei einem Punkt liegen (*Friedman Ben-David* 2000, *Norcini und Guille* 2002).

8.6 Zusammenfassung und Ausblick

Die Begriffe Kompetenz und Performanz wurden definiert, um daraus die Konsequenzen für die Beurteilung von Kompetenzen abzuleiten. Kompetenzen werden im Sinne von *White* als innere, unbeobachtbare Voraussetzungen des selbstorganisierten Handelns verstanden. Sichtbar wird nur, was ein Individuum von seinem Wissen und Können als Verhalten äußert und dies wird als aktuelle Performanz bezeichnet. Somit stellt die Performanz eine Messgröße für Kompetenz dar (*Erpenbeck und Rosenstiel* 2003, *Reetz* 2005). Die Tatsache, dass Kompetenzen nicht direkt beurteilbar sind und die Performanz »nur« eine individuelle Zuschreibung des Beobachters ist und keine sichere Aussage über die eigentliche Kompetenz des Gegenübers zulässt, nimmt Einfluss auf die Kompetenzbeurteilung (*Erpenbeck und Rosenstiel* 2003). Basierend auf dieser Erkenntnis muss das beobachtbare Verhalten individuell interpretiert und, wenn möglich, durch unterschiedliche Beobachtungen gesichert werden.

Schwerpunktmäßig wurde die Beurteilung der durch POL geförderten Kompetenzen beschrieben. Basierend auf der Erläuterung der Qualitätskriterien Validität und Reliabilität wurden systematisch die Schritte der Prüfungsentwicklung aufgezeigt. Deutlich wurde, dass vielfältige Kompetenzen nur durch unterschiedliche Prüfungsformate (z. B. formativ und summativ) erfasst werden können und ein Methodenmix ein wichtiges Qualitätskriterium für Prüfungen darstellt. Zudem wurden unterschiedliche Fragenformate (MC, Kurzantwort- und Essayfragen) und deren Vor- und Nachteile erläutert. Auch hier konnte aufgezeigt werden, dass in schriftlichen Prüfungen ebenfalls ein Mix der Fragenformate eher zum Ziel führt, als ein einzelner Fragentyp für die gesamte Prüfung (*Schuwirth und van der Vleuten* 2004b).

In Verbindung mit Fallbeispielen dienen alle Fragenformate zur Überprüfung von Anwendungswissen. Fallbasierte Fragen haben sich in der Überprüfung von Kompetenzen als hilfreich herausgestellt.

Grundsätzlich sollten zukünftig alternative Prüfungsformate entwickelt werden, die dabei helfen können, die Performanz der durch POL geförderten Kompetenzen zu beurteilen. Für die weitere Entwicklung von schriftlichen performanzbasierten Prüfungen sollte der fallbasierte Ansatz weiter verfolgt werden.

Literatur

Bashook, P. G. (2005): Best practices for assessing competence and performance of the behavioral health workforce. In: Administration and Policy in Mental Health, 32/05, S. 563–592.

Biggs, J. (2003): Aligning teaching and assessing to course objectives. Teaching and Learning in Higher Education: New Trends and Innovations. University of Aveiro, 13–17 April Internet: http://event.ua.pt/iched/main/invcom/p182.pdf

Bloom, B. (1976): Taxonomie von Lernzielen im kognitiven Bereich. Beltz, Weinheim.

Boonen, A.; Darmann, I. (2006): Lehren und Lernen in der Fachweiterbildung Intensivpflege und Anästhesie. In: Meyer, G.; Friesacher, H.; Lange, R. (Hrsg.): Handbuch der Intensivpflege: Pflegerische Praxis und medizinische Grundlagen. Ein Lehr- und Arbeitsbuch für Mitarbeiter auf Intensivstationen.: ecomed.-Losebl.-Ausg. 20. Ergänzungslieferung, Landsberg/Lech. S. 1–20.

Brand, W.; Hofmeister, W.; Tramm, T. (2005): Auf dem Weg zu einem Kompetenzstufenmodell für die berufliche Bildung – Erfahrungen aus dem Projekt ULME. In: bwp@ – Berufs- und Wirtschaftspädagogik – online, (8)/05, S. 1–21.

Cushing, A. (2002): Assessment of Non-Cognitive Factors. In: Norman, G. R.; Van der Vleuten, C. P. M.; Newble, D. I. (Hrsg.): International Handbook of Research in Medical Education. Kluwer Academic Publishers, Dordrecht. S. 711–755.

Daly, W. M. (2001): The development of an alternative method in the assessment of critical thinking as an outcome of nursing education. In: Journal of Advanced Nursing, 36(1)/01, S. 120–130.

Darmann, I. (2004): Problemorientiertes Lernen – Transfer durch die Erweiterung von Situationsdeutungen. In: PrInterNet, 6(9)/04, S. 461–467.

Erpenbeck, J.; von Rosenstiel, L. (Hrsg.) (2003): Handbuch Kompetenzmessung. Erkennen, verstehen und bewerten von Kompetenzen in der betrieblichen, pädagogischen und psychologischen Praxis. Schäffer-Poeschel, Stuttgart.

Fraenkel, J. R.; Wallen, N. E. (2003): How To Design And Evaluate Research In Education. McGraw-Hill, New York.

Friedman Ben-David, M. (2000): AMEE Guide No. 18. Standard Setting in Student Assessment. In: Medical Teacher, 22(2)/00, S. 120–130.

González, J.; Wagenaar, R. (2005): Tuning Educational Structures in Europe II. http://tuning.unideusto.org/tuningeu/images/stories/template/General_brochure_German_version.pdf

Guilbert; J. J. (1998): Educational handbook for health personel. WHO Offset Publication No. 35. World Health Organization, Genf.

Hays, R.; Davies, H. A.; Beard, J. D. (2002): Selecting performance assessment methods for experienced physicians. In: Medical Education, 36, 10(10)/02, S. 910–917.

Justizbehörde der Freien und Hansestadt Hamburg (2000): Amtlicher Anzeiger Teil III des Hamburgischen Gesetz- und Verordnungsblattes. Fortbildungs- und Prüfungsordnung zur Fachkrankenschwester/zum Fachkrankenpfleger und zur Fachkinderkrankenschwester/zum Fachkinderkrankenpfleger für Intensivpflege und Anästhesie. Hamburg.

Klieme, E.; Avenarius, H.; Blum, W. (2003): Zur Entwicklung nationaler Bildungsstandards. Eine Expertise. Bundesministerium für Bildung und Forschung (BMBF) Referat Öffentlichkeitsarbeit. Berlin.

Kommission der Europäischen Gemeinschaften (2005): Arbeitsunterlage der Kommissionsdienststellen. Auf dem Weg zu einem Europäischen Qualifikationsrahmen für lebenslanges Lernen. (European Qualification Framework). Brüssel.

Krebs, R. (2004): Anleitung zur Herstellung von MC-Fragen und MC-Prüfungen für die ärztliche Ausbildung Bern. Unveröffentlichtes Manuskript.

Linn, R. L.; Gronlund, N. E. (2000): Measurement and assessment in teaching. Prentice Hall Inc., Upper Saddle River NJ.

McGuire, C. (1963): A process approach to the construction and analysis of medical examinations. In: Medical Education, 38/63, S. 556–63.

Norcini, J.; Guille, R. (2002): Combining Tests and Setting Standards. In: Norman, G. R.; Van der Vleuten, C. P. M.; Newble, D. I. (Hrsg.): International Handbook of Research in Medical Education. Kluwer Academic Publishers, Dordrecht. S. 811–834.

Petrusa, E. R. (2002): Clinical Performance Assessments. In: Norman, G. R.; van der Vleuten, C. P. M.; Newble, D. I. (Hrsg.): International Handbook of Research in Medical Education. Kluwer Academic Publishers, Dordrecht. S. 673–709.

Ramsden, P. (1992): Learning to teach in higher education. Routledge, London.

Reetz, L. (2005): Situierte Prüfungsaufgaben. Die Funktion von Situationsaufgaben in Abschlussprüfungen des Dualen Systems der Berufsausbildung. Erweiterte Fassung eines Vortrages, gehalten am 12. März 2005 auf dem Ver.di-Kongress für ErstellerInnen von Prüfungsaufgaben in Walsrode. In: bwp@ – Berufs- und Wirtschaftspädagogik – online, 8/05, S. 1–32.

Rothoff, T.; Soboll, S. (2006): Qualitätsverbesserung von MC-Fragen. Ein exemplarischer Weg für eine medizinische Fakultät. In: GMS Zeitschrift für Medizinische Ausbildung, 23(3)/06, S. 1–5, Doc45.

Rushton, A. (2005): Formative assessment: a key to deep learning? In: Medical Teacher, 27(6)/05, S. 509–513.

Sadler, D. R. (1989): Formative assessment and the design of instructional systems. In: Instructional Science, 18/89, S. 119–144.

Sax, G. (1989): The Role of Measurement, Testing, and Evaluation. In: Principle of educational and psychological measurement and evaluation. Wadsworth publishing Company, Belmont CA, S. 3–32.

Schulze, J.; Drolshagen, S.; Nürnberger, F. (2005): Einfluss des Fragenformates in Multiple-choice-Prüfungen auf die Antwortwahrscheinlichkeit. Eine Untersuchung am Beispiel mikrobiologischer Fragen. In: GMS Zeitschrift für Medizinische Ausbildung, 22(4)/05, S. 1–5, Doc218.

Schulze, J.; Drolshagen, S. (2006): Format und Durchführung schriftlicher Prüfungen. In: GMS Zeitschrift für Medizinische Ausbildung, 23(3)/06, S. 1–6, Doc44.

Schuwirth, L. W. T.; van der Vleuten, C. P. M. (2004a): Changing education, changing assessment, changing research? In: Medical Education, 38/04, S. 805–812.

Schuwirth, L. W. T.; van der Vleuten, C. P. M. (2004b): Different written assessment methods: what can be said about their strengths and weaknesses? In: Medical Education, 38/04, S. 974–979.

Schuwirth, L. W. T.; Verheggen, M. M.; van der Vleuten, C. P. M.; Boshuizen, H. P. A.; Dinant, G. J. (2001): Do short cases elicit different thinking processes than factual knowledge question do? In: Medical Education, 35/01, S. 348–356.

Smith, S. R.; Dollase, R. H.; Boss, J. A. (2003): Assessing Students' Performances in a Competency-based Curriculum. In: Academic Medicine, 78(1)/03, S. 97–107.

Tarrant, M.; Knierim, A.; Hayes; Ware, J. (2006): The frequency of item writing flaws in multiple-choice questions used in high stakes nursing assessment. In: Nurse Education Today, 26/06, S. 662–671.

van der Vleuten, C. P. M.; Schuwirth, L. W. T. (2005): Assessing professional competence: from methods to programmes. In: Medical Education, 39/05, S. 309–317.

Pflegebibliothek – Bremer Schriften

Sonja Kleinevers

Sexualität und Pflege

Bewusstmachung einer verdeckten Realität

112 Seiten, 17,3 x 24,5 cm, kartoniert
ISBN 978-3-89993-120-4
€ 19,90

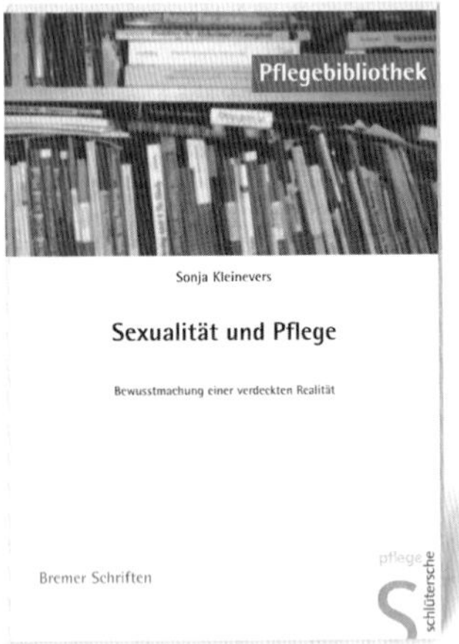

»Das Buch besticht durch klare Struktur auf wissenschaftlichem Niveau: Es gelingt der Autorin, ein diffiziles Thema in elaborierter Form in gebotener Knappheit zu beschreiben, Kontraste zuzulassen, beim Leser eigene Ideen zu generieren, keine Ratschläge zu geben, sondern persönliche Lösungswege zu ermöglichen. Ergänzt wird es durch einen didaktischen Entwurf für Lehrende. Eine ausführliche Literaturliste vervollständigt das aufwändig und gleichzeitig übersichtlich gestaltete Buch. Für das Werk spricht vor allem die differenzierte Darstellung in Vielfalt und Breite bei gleichzeitiger Tiefe der Themenstellung. Für die professionelle Pflege kann dieses Buch als Meilenstein gelten!« *www.socialnet.de*

Mirja Schnabel

Umgang mit Demenzkranken

Entwicklung eines Lernfeldes auf Basis empirischer Daten aus der Berufspraxis der Pflege

98 Seiten, 17,3 x 24,5 cm, kartoniert
ISBN 978-3-89993-139-6
€ 14,90

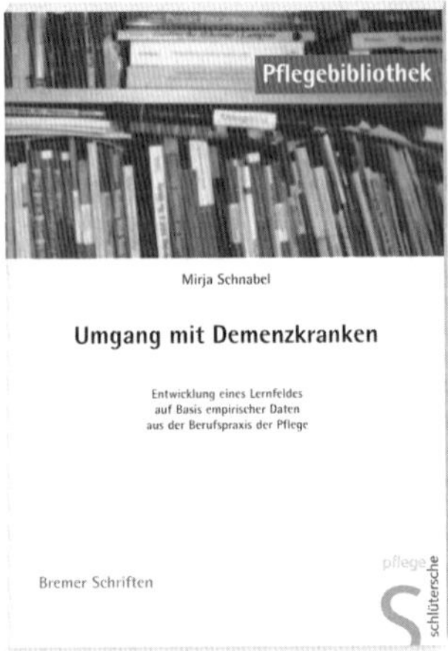

Seit 2003 müssen alle Altenpflegefachschulen in Deutschland in Lernfeldern ausbilden. In diesem Buch wird erstmals auf der Grundlage von Interviews mit Pflegekräften ein Lernfeld für die Betreuung Demenzkranker entwickelt.

»Mirja Schnabel geht ausführlich auf den theoretischen Bezugsrahmen ein und behandelt das klinische Syndrom Demenz, um so ein Grundverständnis für das von ihr entwickelte Lernfeld zu ermöglichen. Mit Hilfe einer empirischen Untersuchung werden Handlungssituationen in der Berufspraxis ermittelt, die anschließend Eingang in das Lernfeld finden. Die Inhalte des Lernfeldes beziehen sich dabei auf die Pflege von Erkrankten im mittelschweren bis schweren Demenzstadium.« *Diakonisches Werk Westfalen*

schlütersche

Stand April 2008. Änderungen vorbehalten.